M.-M. Lippka

Leitfaden Kommunikation im therapeutischen Alltag

Meinem Vater gewidmet

Michael-M. Lippka

Leitfaden Kommunikation im therapeutischen Alltag

Physiotherapie, Ergotherapie, Sprachtherapie

Von A wie „Aktives Zuhören" bis Z wie „Zeitdruck"

1. Auflage

ELSEVIER URBAN & FISCHER

URBAN & FISCHER München

Zuschriften an:
Elsevier GmbH, Urban & Fischer Verlag, Hackerbrücke 6, 80335 München
physiotherapie@elsevier.de
Michael-M.Lippka, office@viereckschanze.com

Bibliografische Information der Deutschen Nationalbibliothek
Die Deutsche Nationalbibliothek verzeichnet diese Publikation in der Deutschen Nationalbibliografie; detaillierte bibliografische Daten sind im Internet über http://www.d-nb.de/ abrufbar.

1. Auflage 2015

Der Urban & Fischer Verlag ist ein Imprint der Elsevier GmbH.

15 16 17 18 19 5 4 3 2 1

Um den Textfluss nicht zu stören, wurde bei Patienten, Berufsbezeichnungen u. Ä. teilweise die grammatikalisch maskuline Form gewählt. Selbstverständlich sind in diesen Fällen immer Frauen und Männer gemeint.

Planung: Rainer Simader, München
Lektorat und Herstellung: Ines Mergenhagen, München
Redaktion: Astrid Wieland, Schlüchtern
Satz: abavo GmbH, Buchloe/Deutschland; TnQ, Chennai/Indien
Druck und Bindung: Dimograf, Bielsko-Biała/Polen
Grafiken: Stefan Dangl, München
Umschlaggestaltung: SpieszDesign, Neu-Ulm
Titelfotografie: Andreas Rumpf, München

ISBN Print 978-3-437-45182-9
ISBN e-Book 978-3-437-29893-6

Danksagung

Da Kommunikationsfähigkeit traditionell als weibliche Eigenschaft betrachtet wird, möchte ich an dieser Stelle vielleicht zum Trotz nicht meiner zu früh verstorbenen Mutter – die zugegebenermaßen eine Meisterin ihres Faches war –, sondern einigen wichtigen Männern in meinem Leben danken:
Allen voran meinem Vater Rüdiger Lippka, der mit mir die östliche Liebe zur Sprache und zur Literatur teilte, und dem dieses Buch gewidmet ist.
Auch möchte ich Herrn Peter Tober erwähnen, der mich mit seiner Schweigsamkeit manchmal fordert, manchmal fördert, aber immer inspiriert. Und last but not least meinen Bruder Christian Lippka. Auch wenn wir sind wie Tag und Nacht, so ist und bleibt er meine andere Hälfte, mein Yin oder Yang, je nachdem.

Linz, im Frühjahr 2015
Mag. Michael-M. Lipkka

Inhaltsverzeichnis

Ein- und Anleitung

Vorliegender **Kommunikationsguide** ist kein Grundlagenwerk der Kommunikationstheorie, ebenso wenig besteht dieser Leitfaden aus aufeinander aufbauenden Kapiteln. Dieses kleine, aber feine Büchlein versteht sich als Nachschlagewerk, eine Art **„Erste Hilfe-Fibel“ für herausfordernde Kommunikationssituationen** im stressreichen klinischen Alltag. Es ist somit in erster Linie ein Buch, das mit Ihnen, liebe Leserinnen und Leser, kommuniziert, Ihnen neue Ideen liefert, wenn Sie mit Ihrer Weisheit am Ende sind oder einfach einmal neue Kommunikationsstrategien ausprobieren möchten.

Sie werden merken, dass sämtliche Kapitel auf **zwei Grundideen** basieren. Die erste lautet: Die Welt wird so, wie wir sie uns denken und – demzufolge – „machen“. Diese Aussage bedarf eigentlich keiner weiteren Erklärung. Ich erinnere in diesem Zusammenhang an die alte Streitfrage des halb vollen bzw. halb leeren Glases.

Wie revolutionär diese einfache Herangehensweise aber wirklich ist, wird deutlich, wenn man sie mit einer zweiten systemischen Idee verknüpft: Jede zwischenmenschliche Interaktion ist ein komplexes Geschehen, welches immer das Ergebnis eines Zusammenspiels verschiedener Faktoren ist. Das bedeutet, dass es niemals nur einen Grund für einen Konflikt, eine Entscheidung oder ein bestimmtes Verhalten gibt, sondern immer mehrere. Auch dieser Satz ist eigentlich selbsterklärend. Fragen Sie sich einmal, warum Sie ein angespanntes Verhältnis zu Ihrer Schwester haben, warum Ihnen die neue Chefin so sympathisch ist etc.: Sie werden immer auf mehrere Gründe stoßen.

Diese Kombination aus **Systemtheorie** und ▶ Konstruktivismus eignet sich ideal dazu, um die Welt um Sie herum zu gestalten. Zum einen können Sie – praktisch schon intern, also in Ihrem Kopf – allein durch Ihre Einstellung Einfluss auf sich und andere nehmen, gleichzeitig haben Sie fast unendlich viele Möglichkeiten, um Dinge extern zu beeinflussen – sind alle Dinge doch das Ergebnis fast unendlich vieler Faktoren.

Diese extreme Erweiterung unseres Gestaltungsraums wird sichtbar, wenn Sie sich dem Phänomen der **zwischenmenschlichen Kommunikation** nähern.

Kommunikation ist keine Einbahnstraße. Sie hat nie nur mit Ihrem Gegenüber, sondern immer auch mit Ihnen selbst zu tun. Sie ist der Raum, den wir bauen, um darin mit anderen Menschen Informationen, Ideen oder Anschauungen auszutauschen, diese weiterzugeben oder zu diskutieren. Aber in diesem Raum ist noch viel mehr möglich: Weltbilder können erweitert, Konflikte bereinigt, Menschen manipuliert oder Kinder erzogen werden. Diesen Kommunikationsraum kann man sich als System vorstellen, in dem sich alles gegenseitig beeinflusst und in den beliebig viele andere Elemente, Personen oder Ideen eingebaut werden können. Dieses weite Verständnis von Kommunikation zugrunde legend, möchte ich Ihnen nachfolgend noch **fünf Leitsätze zur systemischen Denkweise** geben.

Zwischenmenschliche Kommunikation gestalten

Menschen sind keine Maschinen!

In der **systemischen Kommunikation** geht man davon aus, dass Menschen keine berechenbaren Maschinen sind. Kein menschliches Verhalten lässt sich zu hundert Prozent vorhersagen. Demnach geschieht jeder Beeinflussungsversuch nach dem **Trial-and-Error-Prinzip.** Dieses Prinzip wirkt entstressend auf jede Kommunikationssituation. Es gibt nicht „das Richtige" oder „das Falsche". Es gibt nur „das, was man anders machen" kann. Ob sich daraus eine Verbesserung oder eine Verschlechterung ergibt, sieht man erst im Nachhinein. Für die Praxis heißt das: Probieren geht über Studieren. Ein Beispiel: Sie behandeln einen sehr schwer zugänglichen, verschlossenen und eher abweisenden Patienten. Sie bemerken, dass der Patient einen Schlüsselanhänger mit einem Foto seines Hundes bei sich trägt. Sie fragen ihn während der Behandlung nach dem Foto, und siehe da, der Patient wird redselig und freundlich, die Therapiestunde ist produktiv und Sie freuen sich über die verbesserte Compliance des Patienten. Eine Woche später aber ist der Patient wieder still, unkooperativ und abweisend. Sie versuchen es erneut mit dem Hundethema, aber heute springt der Patient nicht darauf an. Er bleibt passiv und verschlossen. Sie werden nun wohl oder übel eine neue Themenkarte aus dem Ärmel ziehen müssen. Nein, Menschen sind wahrlich keine Maschinen.

Systemische Denkweisen entsprechen der komplexen Lebenswelt des Menschen mehr als lineare Wenn-Dann-Logik!

Menschen denken, fühlen und funktionieren sehr komplex. Unser Handeln und Erleben wird durch verschiedene Elemente beeinflusst: Erziehung, momentane Verfassung, Lebenserfahrung, Bildung, Persönlichkeit, genetische Voraussetzungen und noch viel, viel mehr sind für das Leben, das wir führen, verantwortlich. All diese Faktoren machen uns zu dem, was wir sind. Demnach entspricht eine **systemische Herangehensweise** an die zwischenmenschliche Kommunikation, bei der man davon ausgeht, dass verschiedene Elemente (Ort, Zeit, Verfassung, innere Einstellung, Störungen von außen etc.), und nicht bloß Sender und Empfänger den Austausch gestalten, viel eher der menschlichen Komplexität als ein lineares **„Wenn-Dann"-Kommunikationsmodell,** bei dem die einzelnen Aktionen wie auf einer Wäscheleine nacheinander aufgehängt sind.

Aus der Annahme, dass Kommunikation das Produkt eines vielfältigen Systems ist, erwächst der größte Triumpf der systemischen Herangehensweise: In einem System, in dem sich alle Elemente gegenseitig beeinflussen, kann ich an jedem Element ansetzen, um eine Veränderung herbeizuführen. Somit ergeben sich unendlich viele Möglichkeiten, um auf die eine oder andere Art auf Gespräche oder Diskussionen einzuwirken. Auch hierzu ein praktisches Beispiel: Sie behandeln eine Patientin, die unter Hypertonie leidet. Es handelt sich um eine ehemalige Krankenschwester, die sich sehr genau in der Medizin auskennt. Die Patientin ist stark adipös. Sie wissen natürlich, dass das Übergewicht der Patientin reduziert werden sollte, um einen weiteren Anstieg des Blutdrucks zu verhindern. Das weiß auch die Patientin. Aber obwohl sie nicht suizidal oder depressiv ist, auch nicht verwirrt oder dement, isst sie weiterhin Kalorienbomben und nimmt immer weiter zu. Versteht die Patientin nicht, was sie sich damit antut? Die Antwort ist nicht einfach, aber höchst menschlich: Auch wenn Menschen wissen, was eigentlich getan werden müsste, heißt das noch lange nicht, dass sie es auch tun. Vernunftgründe sind äußerst selten Auslöser für menschliches Verhalten. Sie sind auch denkbar schlecht dazu geeignet. Motivation basiert auf Emotionen, und diese wiederum sind nur selten im Gefolge logischer Zusammenhänge anzutreffen. Was allgemein als Wahrheit gilt, wird banal und manchmal sogar bedeutungslos. Gehen Sie also davon aus, dass die mangelnde Gewichtsreduktion Ihrer Patientin nicht auf einem Wissensdefizit beruht, sondern vielmehr auf individuellen, emotionalen und wahrscheinlich sogar höchst irrationalen Faktoren.

Problemsysteme müssen gestört werden, um Veränderungen zu erzielen!

Will ich Veränderungen erreichen, dann muss ich etwas tun. Oder anders formuliert: Merke ich z. B. in einem Streit, dass meine Art mit meinem Gegenüber zu reden dazu führt, dass wir uns immer weiter von einer Lösung wegbewegen, dann sollte ich etwas anderes ausprobieren. Aus Erfahrung wissen wir, dass man Bretter nie an der dicksten Stelle, sondern an der dünnsten anbohren sollte. Das heißt, dass wir – um positiven Einfluss zu nehmen – immer zuerst den einfachsten Weg wählen. In der Praxis kann das wie folgt aussehen: Sie behandeln eine kettenrauchende Tumor-Patientin. Diese klagt häufig über Atemnot. Sie auf ihren ungesunden Lebenswandel aufmerksam zu machen, erweist sich in der Praxis leider als erfolglos. Teilen Sie aber z. B. die Leidenschaft für hochalpine Bergtouren, dann werden Sie vielleicht ihr Vertrauen gewinnen, und eventuell geht sie sogar auf den einen oder anderen Gesundheitstipp von Ihnen ein.

Jede Wirklichkeitsvorstellung ist individuell und veränderbar!

Jeder Mensch hat seine eigene, individuelle Vorstellung von der Wirklichkeit, die ihn umgibt. Diese Vorstellung ist im Bewusstsein in Form von Bildern, Begriffen und Worten abgespeichert. Da der Mensch die Wirklichkeit offensichtlich selbst erzeugen kann, kann er sie auch verändern. Vor der Entdeckung der Elektrizität gab es kein Wort für dieses Phänomen. Folglich gab es in der Lebenswirklichkeit der Menschen keine Elektrizität, obwohl es Strom natürlich objektiv betrachtet schon immer gab. Sprache besitzt also die Macht, menschliche Wirklichkeit zu erschaffen. Diese Magie nutzt die **systemische Kommunikation** nahezu schamlos aus. Das nachfolgende Beispiel kommt Ihnen wahrscheinlich bekannt vor: Herr K. ist seit kurzem bei Ihnen in Behandlung. Der ältere Herr war nie besonders sportlich und ist nun multimorbid. In Ihrer Therapie lernt er zum ersten Mal seinen Bewegungsapparat kennen. Begriffe wie „Ausdauertraining“ und „Muskelaufbau“ sind nun neue Mitglieder in Herrn K.s Wortschatz. Sie bemerken schnell, dass Herr K. bemüht ist, möglichst viele dieser neuen Begriffe in die Therapeuten-Patienten-Gespräche einzubauen. Wie bei einem Kind, das die Sprache neu erlernt, erwirbt Herr K. mit seinem neuen Wortschatz auch eine komplett neue Sichtweise bezüglich seines Körpers. War dieser vorher lediglich eine Art Verpackung für seine eigene Persönlichkeit, der man nur begrenzt Aufmerksamkeit schenken musste, so sieht er nun, dass sein Körper lebendig, ja sogar durch Training veränderbar ist. Herr K. ist nach Ihrer Therapie nicht mehr derselbe Mensch wie vorher.

Jedes Problem beinhaltet immer auch gleichzeitig die Lösung!

Die Vorstellung, dass es sich bei Problem und Lösung um lediglich zwei Seiten ein- und derselben Medaille handelt, mag simpel klingen, ist aber genial. Handfeste Streitigkeiten haben die ungute Eigenheit, die schlechten Eigenschaften der beiden Kontrahenten zum Vorschein zu bringen. Man sieht häufig die Eskalation kommen, weiß auch woran es liegt, legt aber immer mehr Konfliktpotenzial nach. Die Kontrahenten könnten sich auch dazu entschließen, Verhaltensweisen an den Tag zu legen, die eine Eskalation verhindern, oder anders formuliert, einfach nichts zu tun, was das Gegenüber noch mehr in Rage bringen könnte.

Generell suchen wir in der **systemischen Kommunikation** nach Lösungen, nicht nach Erklärungen für die Probleme, mit denen wir konfrontiert werden. Kurz gesagt: Wir sind Schatz- und keine Mienensucher! Wer mit Schwerstkranken, vielleicht sogar Palliativpatienten arbeitet, der kennt folgendes Problem aus der eigenen Praxis: Stark belasteten Patienten fällt es häufig sehr schwer, positive Therapieziele für sich zu formulieren. Gefangen in einer Art Problemtrance gelingt es ihnen nicht, eine positive Vision ihres künftigen Zustands zu entwickeln. Dies ist aber für eine erfolgreiche Therapie und eine gute Compliance unerlässlich. In einem solchen Fall kann es ratsam sein, den Patienten ein Problemranking erstellen zu lassen. Das gravierendste Problem wird dann zum Ziel umfunktioniert – genauer gesagt, die Abwesenheit des gravierendsten Problems wird zum Ziel. Gelingt es Ihnen dann noch, diese Abwesenheit des Problem in eine positive Formulierung zu verpacken – „Schmerzfreiheit“ statt „dass diese schrecklichen Schmerzen aufhören“ –, dann steht Ihrem Therapieerfolg fast nichts mehr im Wege.

Ab in die Praxis

Aber wie, werden Sie nun sicherlich fragen, hilft mir die Berücksichtigung dieser eben vorgestellten **fünf Leitsätze** in der Praxis, in der Arbeit, auf Station? Schauen wir uns dazu einige Beispielsituationen aus dem klinischen Alltag an. Wir ziehen dabei stellvertretend für die Hauptfelder der kommunikativen Betätigung auf Station verschiedene Situationen heran, die immer wieder herausfordernd sein können: die **Kommunikation im Team,** die **Kommunikation mit Angehörigen,** die **interdisziplinäre Kommunikation** und die **Kommunikation mit herausfordernden Patienten.** Letztere bedarf einer kleinen Erläuterung: Wer und was für Sie persönlich im Gespräch herausfordernd ist, entscheiden natürlich Sie ganz allein. Generell scheinen aber einige menschliche Verhaltensweisen herausfordernder als andere zu sein, so sind z. B. ständiges Anklagen, Ausweichen und Abwerten für viele Menschen schwer zu verdauen. Auch immer wiederkehrende, blockierende oder spaltende Verhaltensweisen können auf die Dauer recht anstrengend werden.
Aber wenden wir uns nun den Beispielen zu.

Situationsbeispiel 1: Kommunikation im Team

Folgende Situation wird Ihnen vielleicht bekannt vorkommen. Es geht um einen zu bewältigenden Langzeitkrankenstand, für den natürlich keine Vertretung eingestellt werden kann.

Dysfunktionale Kommunikation im Team

Teamleitung	So Ihr Lieben, als letzten Punkt auf der Tagesordnung haben wir … (schaut ernst in die Runde) noch den Vertretungsplan für P.
Therapeut 1	(seufzt).
Therapeutin 2	(verdreht die Augen).
Teamleitung	Kommt schon, P. wird voraussichtlich noch fünf Wochen im Krankenstand bleiben.
Therapeut 1	Tja, wenn er überhaupt wiederkommt …
Therapeutin 2	(nickt zustimmend).
Teamleitung	Wieso? Wieso sollte er nicht mehr zurückkommen?
Therapeut 1	Ich mein ja nur …
Therapeutin 2	Man weiß ja nie …
Teamleitung	Wie dem auch sei (wirkt etwas angespannt), wir sollten uns jetzt lieber Gedanken über den Vertretungsplan machen.

Therapeut 1	(verschränkt demonstrativ die Arme vor der Brust) Also ich bin voll! Sorry!
Therapeutin 2	(wirkt überrascht) Ja, also allein kann ich nicht alles übernehmen ...
Therapeut 1	(unterbricht) Wir brauchen einfach eine Krankheitsvertretung, dann muss das Haus eben etwas Geld springen lassen ...
Teamleitung	Ihr wisst, dass so etwas aktuell überhaupt nicht zur Debatte steht.
Therapeutin 2	(unterbricht) Dann kann ich auch gleich in den Krankenstand gehen ... da brennt man ja sowieso aus ...
Therapeut 1	Für alles ist Geld da, aber für so etwas Wichtiges nicht. Da lassen sie uns lieber vor die Hunde gehen ...
Teamleitung	(wird energisch) Also so stimmt das jetzt aber auch nicht. Ich habe immer versucht ...
Therapeut 1	Von dir rede ich ja gar nicht ...
Therapeutin 2	(unterbricht) Also ich mach das sicher nicht allein!
Teamleitung	(wird wütend) Ob ihr wollt oder nicht, es gibt keine Vertretung und ihr werdet P.s Behandlungen unter euch aufteilen!
Therapeut 1	(schüttelt den Kopf) Also, wie gesagt, ich bin voll mit meinen Stunden ...
Therapeutin 2	(beginnt zu weinen) Also ich schaff das sicher nicht allein ... dann kann ich mich gleich einliefern lassen (wird immer hysterischer). Ich bin fast nie krank, und immer muss ich alles machen, nur weil ich Vollzeit bin!
Therapeut 1	(dreht sich um) Bitte? Moment mal, also du bist schon freiwillig Vollzeitkraft, verdienst ja auch einiges mehr als ich. Dann musst du halt Stunden reduzieren, wenn du es nicht mehr aushältst.
Therapeutin 2	Das mach ich auch (schluchzt), am besten sofort!
Teamleitung	(wird rot im Gesicht) Also hier werden keine Stunden reduziert!!! Also, das ...
Therapeutin 2	(weint erneut) Siehst du, ich darf ja nicht einmal reduzieren (steht auf, hält sich die Hände vors Gesicht und läuft aus dem Besprechungszimmer).
Therapeut 1	(dreht sich zur Leitung) Toll gemacht, echt (verlässt ebenfalls den Raum)!
Teamleitung	(beginnt zu schreien) Halt! Stopp! So wird's gemacht und nicht anders. Das kann doch wohl nicht wahr sein. Das hier ist ein Arbeitsplatz, wem das nicht passt, der kann gleich gehen!

Dieser kleine Gesprächsausschnitt reicht, um sich auszumalen, wie unangenehm, kräfteraubend und wenig effektiv eine solche Diskussion ist: Tränen fließen, Emotionen kochen hoch und man kommt zu keinem Ergebnis, das vom Team getragen wird. Spinnen wir diese Situation gedanklich weiter, dann ahnen wir bereits das ganze Ausmaß der Katastrophe: schlechte Stimmung im Team, emotionale Gräben zwischen Teamleitung und Mitarbeitern, Verweigerungshaltung auf allen Seiten und schlecht organisierte Mehrarbeit, die irgendwie zu leisten ist. Unter diesen Voraussetzungen lässt sich mit Recht behaupten, dass die oben beschriebene Teamsitzung vollkommen ihren Sinn verfehlt und statt der besseren Teamkoordination nur der Frustration gedient hat.
Lassen Sie uns überlegen, wie sich die Diskussion hätte entwickeln können, wenn alle Beteiligten **systemisch geschickter kommuniziert hätten.** Unter Berücksichtigung der zu Beginn des Kapitels beschriebenen **fünf Leitsätze der systemischen Kommunikation** könnte eine erfolgreichere Teamsitzung auch wie im folgenden Beispiel aussehen.

Erfolgreiche Kommunikation im Team

Teamleitung	So ihr Lieben, als letzten Punkt auf der Tagesordnung haben wir … (schaut ernst in die Runde) noch den Vertretungsplan für P.
Therapeut 1	(seufzt).
Therapeutin 2	(verdreht die Augen).
Teamleitung	Ja (lächelt), mir geht's ähnlich bei dem Thema, aber wie dem auch sei. Wir haben jetzt noch zehn Minuten Zeit, in denen wir uns überlegen werden, wie wir P.s Krankenstand überbrücken können. Folgende Infos sind für uns noch wichtig, weil wir die nicht beeinflussen können: P. ist noch für weitere fünf Wochen krankgeschrieben und ich weiß sicher, dass wir keine Krankheitsvertretung bekommen werden. Also lautet die Frage: Wie können wir jetzt mit einem verkleinerten Team die gleiche Anzahl an Patienten behandeln, ohne dass jemand von uns umfällt oder sich total verausgabt?
Therapeut 1	Also, ich habe angesichts der vorliegenden Therapieeinteilung keine Kapazitäten …
Therapeutin 2	Hm, ich habe etwas mehr Kapazitäten, kann aber natürlich nicht alle Behandlungen von P. übernehmen.

Teamleitung	Ich finde es gut, A., dass du auf deine Ressourcen schaust. Das heißt also konkret: Wenn wir wie bisher weiterarbeiten, dann können wir nicht mehr alle Patienten behandeln. Aber es geht natürlich auch nicht, dass dann einige Patienten überhaupt nicht mehr behandelt werden. Hat jemand eine Idee (schaut in die Runde)?
Therapeut 1	(zögert).
Therapeutin 2	(zuckt mit den Schultern).
Teamleitung	Gut, wenn wir also davon ausgehen, dass wir jetzt mehr Patienten mit weniger Zeitressourcen behandeln müssen, dann müssen also die Intervalle wieder länger werden …
Therapeut 1	Das heißt, wir arbeiten wieder mit Warteliste?
Therapeutin 2	Ja, anders wird es nicht gehen.
Teamleitung	Sehr gut. Dann rede ich gleich mal mit Dr. O. Er soll es auch den anderen Kollegen sagen, dass wir ab heute wieder mit Warteliste arbeiten, dann kann er bei der Zuteilung schon darauf hinweisen, dass es bis zum Therapiebeginn zu längeren Wartezeiten kommen wird.
Therapeut 1	Und die laufenden Behandlungen?
Teamleitung	Die werden wir normal abschließen. Es gibt erst einen neuen Therapiestart, wenn wir eine laufende Therapie abgeschlossen haben. Und nächste Woche habe ich das Thema nochmals als festen Teampunkt aufgeschrieben. Dann können wir sehen, ob und wie es funktioniert, schließlich will ich nicht noch mehr Krankenstände riskieren (lächelt in die Runde).

Merken Sie den Unterschied? Auch aus dieser Teamsitzung mögen die teilnehmenden Personen vielleicht mit gemischten Gefühlen herausgehen – allerdings sind sie weder zerstritten noch planlos. Die Teamleitung hat die Rahmenbedingungen klar strukturiert, die Teammitglieder haben keinen großen Widerstand geleistet und sind konstruktiv mit der Herausforderung umgegangen. Vielleicht haben Sie auch bemerkt, wie geschickt die Teamleitung ihre Sorge um die einzelnen Teammitglieder ausdrückt, indem sie Therapeut 1 explizit dafür lobt, wie er die eigenen Ressourcen zu schützen versucht. Ferner verdeutlicht auch die Tatsache, dass in dieser Variante der Großteil der Äußerungen von der Teamleitung kommt, die Funktionalität dieses Systems: Die Teamleitung leitet – gerade in Krisensituationen – ihrer Führungsfunktion entsprechend stringent.

Situationsbeispiel 2: Kommunikation mit Angehörigen

Wenden wir uns nun einem Beispiel aus dem Bereich der Arbeit mit Angehörigen zu. Wieder geht es um eine heikle und konfliktreiche Situation – diesmal sogar mit einem besonders herausfordernden Angehörigen.

Dysfunktionale Kommunikation mit Angehörigen

Therapeut	Sie haben ja bereits mit den Ärzten gesprochen. Solange Ihr Sohn im Wachkoma liegt, sollten Sie ihn keinesfalls mit diesem Chili con Carne füttern. Er hat ja gerade erst eine Lungenentzündung gehabt, und wenn er jetzt etwas von dem Essen einatmet ...
Angehörige	(entrüstet) Das ist aber sein Lieblingsessen! Das hat er immer gern gegessen!
Therapeut	Aber jetzt bekommt er es ja gar nicht mehr mit.
Angehörige	Was wollen Sie damit sagen?
Therapeut	Dass er nichts davon hat. Sie selbst haben anscheinend etwas davon ...
Angehörige	Wie?
Therapeut	Sie haben mich schon genau verstanden.
Angehörige	(steht auf und baut sich bedrohlich auf) Ich frage Sie noch einmal: Was wollen Sie damit sagen? Nur weil mein Junge krank ist, soll er nichts mehr mitbekommen? Dass er praktisch schon tot ist? Das wäre Ihnen wohl allen am allerliebsten!
Therapeut	Na hören Sie mal, ich lasse mir von Ihnen doch nicht unterstellen, dass mir meine Patienten egal sind!
Angehörige	(wird laut) Schreien Sie mich nicht an, es ist mein Sohn und ich weiß, was für ihn gut ist!
Therapeut	Offensichtlich wissen Sie es nicht, sonst würden Sie F. ja nicht gegen den ärztlichen Rat dieses scharfe Zeug einflößen ...
Angehörige	(Stimme überschlägt sich) Jetzt habe ich aber die Nase voll von Ihren Unverschämtheiten!!! Ab sofort dürfen Sie meinen Sohn nicht mehr behandeln. Raus, sofort (deutet zur Tür)!!!
Therapeut	Ich gehe, aber ich werde den Ärzten sagen, wie Sie hier ausgerastet sind und dass Sie sich nicht an die Anweisungen halten und ...
Angehörige	(schreit) Raus!!!!! RAAAAAAAUUUUUUUS!

In diesem Beispiel eskaliert die Situation spiralförmig. Im Laufe der Auseinandersetzung werden beide Seiten aggressiver, lauter und provozierender. Mit dem Zimmerverweis durch die Angehörige droht

schließlich sogar der völlige Beziehungsabbruch. Eine solche Auseinandersetzung zwischen Angehörigen und professionellen Helfern kann keinesfalls zum Wohle des apallischen Patienten sein.
Schauen wir uns an, wie man mit Hilfe des **systemischen Ansatzes** die Situation eleganter lösen kann.

Erfolgreiche Kommunikation mit Angehörigen

Therapeut	Sie haben ja bereits mit den Ärzten gesprochen. Solange Ihr Sohn im Wachkoma liegt, sollten Sie ihn keinesfalls mit diesem Chili con Carne füttern. Er hat ja gerade erst eine Lungenentzündung gehabt, und wenn er jetzt etwas von dem Essen einatmet …
Angehörige	(entrüstet) Das ist aber sein Lieblingsessen! Das hat er immer gern gegessen!
Therapeut	(spricht ruhig und freundlich weiter) Wirklich? Hat Ihr Sohn gern scharf gegessen?
Angehörige	(beruhigt sich sofort) Ja, besonders mexikanisch und indisch! Wir haben bei uns ein tolles mexikanisches Lokal direkt um die Ecke! Da waren er und seine Freunde häufig (wird nachdenklich).
Therapeut	Ich verstehe, also indisch und mexikanisch, die „würzige" Richtung eher …
Angehörige	(lacht) Ja, ziemlich würzig, aber mein Chili war ihm immer das liebste!
Therapeut	Dann verstehe ich auch, warum Sie sich immer die Mühe machen und kochen und ihn füttern. Was hat denn Herr Dr. F. dazu gemeint? Es ist ja doch so, dass es leicht passieren kann, dass etwas davon in die Luftröhre gelangt.
Angehörige	Ich weiß, aber ich habe gelesen, dass es manchmal passiert, dass Menschen durch bestimmte Reize wieder aufwachen, und scharfes Essen ist doch ein Reiz, oder?
Therapeut	Hmmm … Aber dafür würde es ja ausreichen, wenn wir nur ein bisschen Chili auf den Löffel geben und damit dann über die Lippen und die Zunge Ihres Sohnes streichen. Mit der Speiseröhre schmeckt man ja nicht …
Angehörige	(lacht) Ja, das stimmt auch wieder.
Therapeut	Haben Sie es denn schon einmal mit seiner Lieblingsmusik probiert? Was hat denn Ihr Sohn immer so gehört?
Angehörige	Ach, immer dieses laute Technozeugs.

Therapeut	Nun ja, zumindest ist es auch ein Reiz, oder? Und vielleicht ein etwas weniger gefährlicher … ich finde es wichtig, dass wir immer alles gut koordinieren und absprechen, damit wir gemeinsam stark für Ihren Sohn sind.

Wie Sie sehen, haben wir trotz identischer Ausgangssituation einen völlig anderen Gesprächsverlauf. Der Therapeut macht in diesem Beispiel viele geschickte Schachzüge: Zunächst hört er zu und verzichtet auf Vorhaltungen und Vorwürfe. Ohne von der Fachmeinung abzuweichen, wird der Angehörige in seiner Sorge und Fürsorge für den Sohn bestärkt. So kann dann auch die berechtigte Kritik in den Kommunikationsprozess eingebaut werden. Besonders die letzte Äußerung zeigt eine hohe kommunikative Kompetenz, denn durch den Hinweis, dass Angehörige und professionelle Helfer ein Team sind, wird der Konflikt geschickt und sehr subtil externalisiert.

Situationsbeispiel 3: Interdisziplinäre Kommunikation

Auch innerhalb der verschiedenen Health Professions kann es im interdisziplinären Miteinander immer wieder zu Konflikten kommen, die natürlich den reibungslosen Behandlungsablauf stören und die Atmosphäre am Arbeitsplatz für Profis und für Patienten vergiften. Folgendes Beispiel mag Ihnen vielleicht bekannt vorkommen.

Dysfunktionale interdisziplinäre Kommunikation

Therapeut	(auf dem Gang) Hallo, gut, dass ich dich treffe. Kann ich dich kurz sprechen?
Stationsleitung Pflege	(bleibt stehen) Hallo. Naja, ich hab eigentlich gerade schon wieder Stress! Worum geht es denn?
Therapeut	(seufzt) Die alte Geschichte … Es war ja mit Dr. W. ausgemacht, dass ihr die Patienten abholt und in den Therapieraum bringt. R. hat mir gerade gesagt, dass er Herrn T. heute wieder selbst abholen musste …
Stationsleitung Pflege	(macht eine abwehrende Handbewegung) Ja, ja, ich weiß, es klappt halt nicht immer, besonders morgens … Das müsst ihr einfach verstehen, wir können uns auch nicht zerteilen.

Therapeut	Ich weiß, aber es ist ja anders ausgemacht, und Dr. W. sagt, dass das auch so …
Stationsleitung Pflege	(unterbricht) Dann muss Dr. W. wohl entweder mithelfen oder uns sagen, wie wir das schaffen sollen.
Therapeut	Aber das haben wir doch alles schon in der Herbstklausur besprochen. Ihr bringt uns die Patienten gewaschen in den Therapieraum und wir bringen sie später wieder zurück ins Zimmer!
Stationsleitung Pflege	Ja, und das klappt halt manchmal nicht (dreht sich um und will gehen).
Therapeut	Und genau deshalb möchte ich ja mit dir reden. Deine Leute müssen …
Stationsleitung Pflege	(unterbricht erneut) … schon genug leisten, auch ohne euch noch alles hinterherzutragen. Ich hab jetzt auch leider wirklich keine Zeit mehr, bis später (dreht sich um und geht).

Wie Sie unschwer erkennen können, hat dieser kurze Dialog nicht zur Klärung des Konflikts beigetragen, sondern wahrscheinlich die Fronten noch zusätzlich verhärtet. Die Stationsleitung wird künftig wahrscheinlich versuchen, dem Kollegen vom therapeutischen Team aus dem Weg zu gehen, und der Therapeut wiederum ist mit seinem Anliegen völlig „abgeblitzt". Das muss doch besser gehen, oder?
Mit etwas Geschick und Kenntnis der **systemischen Tricks und Kniffe,** die Sie im Laufe dieses Buches näher kennenlernen werden (so z. B. bewusster Umgang mit Widerständen), ließe sich eine solche Situation besser lösen. Schauen wir uns dazu das folgende Beispiel an.

Erfolgreiche interdisziplinäre Kommunikation

Therapeut	(auf dem Gang) Hallo, gut, dass ich dich treffe. Kann ich dich kurz sprechen?
Stationsleitung Pflege	(bleibt stehen) Hallo. Naja, ich hab eigentlich gerade schon wieder Stress! Worum geht es denn?
Therapeut	Oh, wenn du keine Zeit hast, dann machen wir lieber einen Termin, wenn wir nicht so gestresst sind.
Stationsleitung Pflege	Ja, gut! Und worum geht es?

Therapeut	Wir sollten uns nochmal anschauen, warum das Bringen der Patienten und auch teilweise das Waschen vor der Therapie nicht immer funktioniert. Vielleicht finden wir eine Lösung, wenn wir uns noch einmal in Ruhe zusammensetzen.
Stationsleitung Pflege	(wirkt wenig begeistert) Ach, das leidige Thema schon wieder. Das wird und kann sich ja auch nicht ändern, das ist echt vergeudete Zeit.
Therapeut	Ich versteh, dass dich das nervt, aber einfach darüber hinweggehen können wir nicht. Wenn du gar keine Zeit hast, dann schreib ich das Thema auf die Agenda für die nächste Großteamsitzung, aber dann haben wir wieder diese endlosen Diskussionen mit allen. Ich selbst fände es besser, wenn wir zwei uns noch einmal absprechen.
Stationsleitung Pflege	Ja, das stimmt. Diese endlosen Diskussionen möchte ich ja auch nicht. Also gut, dann setzen wir uns zusammen.
Therapeut	Wann hättest du denn heute oder morgen mal eine halbe oder eine dreiviertel Stunde Zeit?
Stationsleitung Pflege	Direkt nach der Mittagspause? Kommst du zu mir?
Therapeut	(lächelt) Fein, super, danke! Dann bis später.

Allein die Tatsache, dass in dieser Variante nicht versucht wird, ein bereits länger bestehendes Problem zwischen „Tür und Angel“ zu lösen, verändert den gesamten Gesprächsverlauf. Der Therapeut bemüht sich erfolgreich, der Konfliktlösung die bestmöglichen Erfolgschancen zu sichern, indem er mittels Terminvereinbarung einen geeigneten Rahmen schafft, in dem eine Lösung gedeihen kann.

Situationsbeispiel 4: Kommunikation mit herausfordernden Patienten

Auch im direkten Patientenkontakt können Gespräche „aus dem Ruder“ laufen – oder eben nicht. Zur Verdeutlichung der Wirksamkeit **systemischer Gesprächsführung** auch hier wieder zwei Szenen aus dem klinischen Alltag: Der Anfang ist identisch, der Verlauf dann jedoch völlig unterschiedlich.

Dysfunktionale Kommunikation mit herausfordernden Patienten

Therapeut	Ich habe Ihnen doch bereits gesagt, dass die Teilnahme an der Gruppentherapie nur mit Anmeldung geht. Wie gesagt, momentan sind keine Plätze mehr frei. Aber ab der kommenden Woche können auch Sie sich anmelden.
Patient	So? Wirklich? Also Ihre Kollegin hat mir letzte Woche eine ganz andere Info gegeben. Entweder haben Sie mich jetzt angeschwindelt oder Ihre Kollegin hat gelogen.
Therapeut	Vielleicht haben Sie aber auch einfach nur etwas falsch verstanden, so etwas kann ja mal vorkommen.
Patient	Ich??? Ja, genau, das ist mal wieder typisch für das Haus! Im Zweifelsfalle haben immer die Patienten und Patientinnen Schuld, sehr bequem für Sie (schüttelt den Kopf)! Ich und mich geirrt haben … Tz!
Therapeut	Na, das kann doch mal passieren.
Patient	Tun Sie nicht so, als ob ich senil wäre!!! Ich soll mich irren … ich irre mich nie!!!
Therapeut	Das wäre ja nicht das erste Mal.
Patient	(schnappt nach Luft) Waaaaas? Was soll das denn jetzt wieder heißen? Dass ich lüge? Also, das ist wirklich … also so eine Unverschämtheit ist mir überhaupt noch nicht passiert … (wird laut).
Therapeut	Wieso Unverschämtheit? Sie haben doch angefangen, mich zu beschimpfen (wird ebenfalls lauter)!
Patient	(schlägt sich mit der Faust auf den Oberschenkel) So!!! Das reicht!!! Ich werde mich bei der Klinikleitung über Sie beschweren!
Therapeut	(lacht künstlich) Ha! Da kann ich ja nur lachen, was wollen Sie denn da sagen? Ich habe ja nichts getan (ein wenig unsicher).
Patient	Nichts getan? Sie haben mich angeschrien und mir unterstellt, ich würde lügen oder sei dement!
Therapeut	Also erstens habe ich gar nichts unterstellt und zweitens werde ich sagen, dass das nicht stimmt. Dann werden wir schon sehen, wem man mehr geglaubt …
Patient	(schaut entsetzt, droht dann mit dem Finger) Na warten Sie, Sie werden mich noch kennenlernen …
Therapeut	Ja? Na da bin ich aber gespannt!

Machen wir an diesem Punkt des Dramas eine Pause: In dieser Kommunikationssituation läuft einiges nicht optimal. Der Therapeut lässt sich blindlings in eine wahre Schlammschlacht locken.

Beispielhaft, wie dilettantisch die Versuche sind, die Angriffe und Unterstellungen des Gegenübers zu parieren. Dabei wird das ohnehin niedrige Niveau der verbalen Angriffe durch das Niveau der Antworten fast noch unterboten. Frei nach dem Motto „Man muss sich ja nicht alles gefallen lassen" nimmt das kommunikative Kriegsgeschehen seinen Lauf.
Der in nachfolgendem Beispiel dargestellte **systemische Ansatz** hingegen eignet sich hervorragend, um friedliche Lösungen zu produzieren – sieht er doch ein bestehendes Problem als Resultat des Gesamtsystems und kennt keine einseitigen Schuldzuweisungen. Ohne das Fehlverhalten zu beschönigen und ohne sich verbiegen zu müssen, versucht der Therapeut im zweiten Beispiel, eine für alle Beteiligten möglichst positive Lösung für die vorhandenen Konflikte zu finden. Wie die bereits vorgestellte Kommunikationssituation hätte verlaufen können, wenn der Therapeut diesen kleinen Kommunikationsguide zu Rate gezogen hätte, sehen Sie im folgenden Beispiel.

Erfolgreiche Kommunikation mit herausfordernden Patienten

Therapeut	Ich habe Ihnen doch bereits gesagt, dass die Teilnahme an der Gruppentherapie nur mit Anmeldung geht … Wie gesagt, momentan sind keine Plätze mehr frei. Aber ab der kommenden Woche können auch Sie sich anmelden.
Patient	So? Wirklich? Also Ihre Kollegin hat mir letzte Woche eine ganz andere Info gegeben. Also entweder haben Sie mich jetzt angeschwindelt oder Ihre Kollegin hat gelogen.
Therapeut	(lächelt verschmitzt) Das bewundere ich an Ihnen: Sie merken sich alles!!! Ihnen kann man nichts vormachen, oder?
Patient	(wirkt überrascht und auch etwas geschmeichelt) Naja … also, das stimmt schon, ich lass mir nicht alles gefallen (fasst sich wieder und fährt im ernsten Ton fort). Aber wie auch immer, was ist jetzt mit dem Kurs?
Therapeut	Also anscheinend ist da wirklich etwas schief gelaufen. Falls ich oder meine Kollegin Ihnen etwas Falsches erzählt haben sollte, tut es mir echt leid. Tatsächlich ist es so, dass wir momentan mit Anmeldung und Warteliste arbeiten. Aber ich kann Sie beruhigen, Sie sind die Nummer eins auf unserer Warteliste!

Patient	Ach, Sie mit Ihrem Charme (lächelt kurz). Sie können ja nichts dafür (fährt dann energischer fort), aber trotzdem finde ich es skandalös, dass hier die Kurgäste nicht behandelt werden. Ich werde mich beschweren müssen!!! Jawohl!
Therapeut	(nickt zustimmend) Das können und sollen Sie auch! Schauen Sie, uns ist es wichtig, dass unsere Gäste ein Mitspracherecht haben und daher haben wir ein gutes Beschwerdemanagement! Wenn Sie wollen, kann ich Ihnen den Zufriedenheitsbogen ausdrucken!
Patient	(wirkt etwas verwirrt) Was? Welchen Bogen?
Therapeut	Den „Zufriedenheitsbogen", das ist ein Feedback-Bogen, mit dem die Gäste uns mitteilen können, was ihnen gefallen und was sie vielleicht gestört hat.
Patient	Ach so, ja ... also nein ... das erledige ich lieber persönlich!
Therapeut	Gut (macht eine kurze Pause), und sonst? Haben Sie sich ein bisschen eingelebt bei uns?
Patient	Also, naja, ich hätte trotzdem immer noch lieber ein Zimmer zur Ostseite raus, aber gut, wenigstens ist es ruhig da! Bei mir daheim ist direkt auf der anderen Straßenseite eine Baustelle. Sie können sich das nicht vorstellen ... dieser Lärm (greift sich an den Kopf)!!!
Therapeut	Na, dann werden Sie die Ruhe hier ja in vollen Zügen genießen können.
Patient	Ich hoffe es.
Therapeut	Sie werden sehen, wenn man die Ruhe liebt, ist man da goldrichtig.
Patient	Na, schauen wir mal, wie es wird.

Wie Sie sehen, lässt sich der Therapeut in dieser Variante nicht in einen nicht zielführenden und kräfteraubenden Streit verwickeln. Immer wenn der Patient einen Gegenschlag vermutet, wird mit Lob und Empathie liebevoll irritiert. Dies ist lösungsorientiert und zugleich nervenschonend. Wie das genau geht, sollen Sie in den Kapiteln A–Z erfahren.

Diese Ausführungen sollten genügen, um in der Praxis erforschen zu können, wie weit Ihnen die **systemische Herangehensweise** bei der Patientenkommunikation hilft. Doch bevor es richtig losgeht, zunächst noch einige **Gebrauchshinweise** zu diesem Guide.

Hinweise zum Gebrauch dieses Leitfadens

Inhaltlich bietet Ihnen dieses Buch Anregungen zu **drei wichtigen Bereichen der zwischenmenschlichen Kommunikation.**
Der erste Bereich von A bis H umfasst **allgemeine systemische Kommunikationstechniken und Interventionen,** die Ihr Standardrepertoire an **Kommunikationstricks** erweitern und Sie so im Gespräch mit anderen noch sicherer macht.

A Aktives Zuhören oder „Reden ist Silber, Zuhören ist Gold"
B Beliefs oder wie wir unsere Welt zusammenbauen
C Compliance oder warum Sie einen Draht zum Patienten brauchen
D Denken und Reden – eine verhängnisvolle Affäre
E Empowerment oder wie Sie Ihre Patienten stärken
F Fragetechniken oder warum der Weg manchmal bereits das Ziel ist
G Gewaltfreie Kommunikation oder warum Ratschläge auch wehtun können
H Holistische Kommunikation oder warum alles Ressource sein kann

Unter den Buchstaben I bis W finden Sie spezielle Techniken und Ideen für den **Umgang mit Konflikten,** für **Kommunikation in Krisensituationen** und **besonders herausfordernde Gespräche.**

I Interkulturelle Kommunikation oder wie Sie Brücken in fremde Länder bauen
J Jugendsprache, Fachchinesisch und andere Missverständnisse oder wann auch einmal ein wenig Verwirrung guttut
K Kommunikationsarchitektur oder wie Sie stabile Gespräche bauen
L Lachen und Humor in der Kommunikation oder warum allein die Dosis das Gift macht
M Mediatorische Ansätze in der Kommunikation oder wie Sie zwei Streithähne trennen
N Nachtsprache vs. Tagsprache oder wie Sie mit sedierten, schwer kranken oder entrückten Patienten in Kontakt treten
O Obrigkeiten und Hierarchien oder wie Sie Machtverhältnisse im Gesundheitsbereich sinnvoll für Ihre Kommunikation nutzen
P Privatsphäre vs. Beziehungsarbeit oder wie Sie Beziehungsarbeit leisten und sich trotzdem abgrenzen

Q Querulanten und Störer oder wie Sie entspannt mit Widerständen umgehen
R Reframing oder wie Sie mit einer neuen Brille anders sehen
S Sexualisierte verbale Gewalt: Ein kleiner Witz wird doch erlaubt sein … oder nicht?
T Trial and Error oder wie Sie kommunikative Interventionen spielerisch einsetzen
U Umgang mit Aggression und Gewalt oder warum Hunde, die bellen, manchmal doch beißen
V Verbal vs. nonverbal oder wie viele Wörter Sie wirklich brauchen, um verstanden zu werden
W Weinen, Schreien, Ausrasten oder wie Sie gut mit starken Gefühlen umgehen

Der letzte thematische Block von X bis Z geht auf **spezielle Arten der Kommunikation** wie z. B. den Umgang mit neuen Medien ein.

X Xenophobie und Rassismus oder wie Sie am besten mit fremdenfeindlichen Äußerungen umgehen
Y Youtube, Facebook und Twitter oder Kommunikation via neue Medien
Z Zeitdruck und Kommunikation oder wie Sie trotz Stress einen kühlen und coolen Kopf bewahren

Um Ihnen die Suche zu erleichtern, beginnt jedes Kapitel mit einer sogenannten **„word cloud“,** die Ihnen verrät, was Sie im jeweiligen Kapitel erwartet. Am Ende jedes Kapitels finden sich zwei beispielhafte **Dialoge.** Diese kleinen Sequenzen geben Ihnen einen Eindruck, wie die im jeweiligen Kapitel beschriebenen Techniken und Zugänge in der klinischen Praxis aussehen könnten. Zum Abschluss des Kapitels sind Sie als Leserinnen und Leser aufgefordert, Ihre Kommunikationsgewohnheiten zu überdenken – das mag eine weitere Hilfe sein, um manches zu ändern oder auch neues auszuprobieren.
Ein ▶ Glossar am Ende des Buches erläutert in alphabetischer Reihenfolge **zentrale Begriffe der menschlichen Kommunikation,** welche in den fortlaufenden Kapiteln – vielleicht manchmal zu Unrecht – vorausgesetzt werden. Somit sind Sie mit allen Informationen, die zum Verständnis und vor allem zum Ausprobieren der beschriebenen Techniken notwendig sind, versorgt. Viel Spaß beim Lesen und Ausprobieren!

A Aktives Zuhören oder „Reden ist Silber, Zuhören ist Gold“

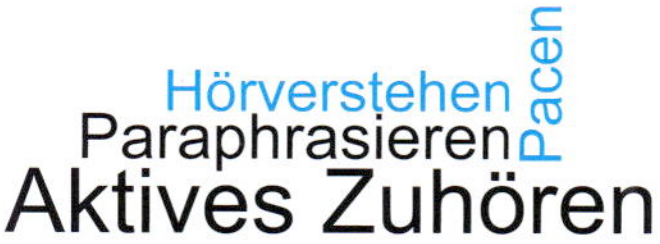

Abb. A.1 Themenfeld Aktives Zuhören

▶ Abb. A.1

Durch die Entwicklung der Sprache unterscheidet sich der Mensch von allen anderen Lebewesen dieser Erde. Sprachlich verpackt lassen sich schier unendliche Mengen an Informationen, Ideen und Gefühlen austauschen. Schnell entsteht dabei der Eindruck, dass besonders die physische Fähigkeit zum Sprechen – das Reden, also Worte und Laute zu formen und zu verbreiten – im Zentrum jeder Kommunikation steht. Dieser Eindruck ist trügerisch, denn Grundlage der Verwendung von Sprache ist das **Sprachverständnis** und nicht die **Sprachfähigkeit.** Vielmehr basiert das Reden selbst auf einem umfassenden Verstehen der einzelnen Bedeutungen von Begriffen und Wörtern. Eine intubierte Patientin auf der Intensivstation mag temporär nicht in der Lage sein, sich sprachlich auszudrücken, doch heißt das noch lange nicht, dass sie ihre Fähigkeit zu verstehen, was um sich herum gesprochen wird, eingebüßt hat. Ein sehr geschwächter, schwer kranker oder gar sterbender Mensch wird früher oder später aufhören zu reden. Sprechen ist anstrengend. Es erfordert nicht nur eine kognitive, sondern auch eine handfeste physische Leistung. Der Atem muss eingeteilt, Muskeln müssen angespannt und Stimmbänder eingesetzt werden. Beim morgendlichen Dauerlauf ist der Punkt, an dem man vor Anstrengung nicht mehr den entgegenkommenden Joggern ein freundliches „Hallo“ zurufen kann, erwünscht. Sollte man allerdings die Stimme des digitalen Lauftrainers auf dem MP3-Player nicht mehr verstehen, dann ist es sicherlich ratsam, den Lauf abzubrechen.

Das **Hörverstehen** scheint also beim Menschen eine wichtigere Funktion zu haben als die **Sprachfähigkeit.** Überlebenstechnisch macht das Sinn. Um sich in der Welt zu orientieren, um Gefahren aus dem Weg zu gehen oder um zu deuten, ob das Gegenüber Freund oder Feind ist, muss man zunächst einmal verstehen. Das Sich-Äußern ist dabei erst einmal von geringer Bedeutung. Ja selbst um eine einfache Frage richtig zu beantworten, muss der Mensch sie zunächst einmal richtig verstehen. Wer schon einmal in Unkenntnis der jeweiligen Landessprache mit einem Lexikon bewaffnet Wladiwostok oder Kambodscha bereist hat, weiß, wovon die Rede ist. Die Fähigkeit zuzuhören und zu verstehen ist für das Überleben in fremder, vielleicht sogar feindlicher Umgebung wichtiger als das Sprechen in einer Fremdsprache. Kleinkinder verfügen relativ rasch über einen großen Versteh-Wortschatz, der ihnen hilft, sich in der Welt zu orientieren. Es vergehen aber noch etliche Monate, bis die Kleinen die Worte selbst bilden, aussprechen und in einen sinnhaften Zusammenhang bringen können.

Sie sehen also, dass das **Verstehen am Anfang aller Kommunikation** steht. Kommunikation kommt somit gewissermaßen nicht aus dem Mund, sondern aus dem Ohr. Seien Sie also nicht zu überrascht, wenn das gute **Zuhören** und nicht das geschickte Reden oder kluge Fragenstellen die **Königsdisziplin der systemischen Kommunikation** ist. „Gut" heißt in diesem Falle „aktiv". Und das trifft es ziemlich genau: Aktives Zuhören ist ein wahrer Job für Multitasker. Genauer gesagt handelt es sich nämlich beim aktiven Zuhören um eine ganze Reihe von Interventionen, die alle mehr oder weniger gleichzeitig zur Anwendung kommen. Aber warum der ganze Aufwand? Was unterscheidet das **aktive Zuhören** vom **ganz normalen Zuhören?** Wie der Name schon verrät, geht es beim aktiven Zuhören um eine Aktivierung. Diese Aktivierung bezieht sich auf beide Kommunikationspartner: Durch spezielle Techniken soll die erzählende Person angeregt werden, mehr zu berichten. Dies geschieht zum einen dadurch, dass der Zuhörende Interesse und Wertschätzung vermittelt, zum anderen, dass durch **Setting** (▶ Glossar), unterstützende Äußerungen und Fragen dafür gesorgt wird, dass sich die erzählende Person innerhalb der Kommunikationssituation möglichst wohlfühlt. Erwartungsgemäß steigert ein hohes Maß an Wohlbefinden in der Regel nicht nur die Gesprächigkeit, sondern festigt, fast ganz nebenbei, die Beziehungsebene zwischen den Gesprächspartnern. **Aktives Zuhören als Technik** ist demnach vielseitig einsetzbar. Wollen Sie z. B. eine gute Arbeitsbeziehung mit den Angehörigen eines neuen Patienten etablieren, heißt das Mittel der Wahl „aktives Zuhören". Wollen Sie in der Teamsitzung bei Ihrem Chef einen guten Eindruck machen, dann sollten Sie ebenfalls die Kunst des aktiven Zuhörens beherrschen. Möchte Sie bei einem schwierigen Schmerzpatienten eine umfassende Anamnese durchführen, eine Kollegin von einer Attacke akuter Logorrhö heilen usw. – immer heißt das Zauberwort „aktives Zuhören". Nachdem Sie nun alle Vorzüge dieser Technik vor Augen haben, werden Sie sich sicher fragen, wie dieses Allheilmittel funktioniert. Die oben beschriebenen einzelnen **Interventionen** (▶ Glossar) lassen sich gut in **nonverbale** und **verbale Techniken** einteilen.

Aktives Zuhören: nonverbale Techniken

Setting Versuchen Sie, die Umgebung, in der das Gespräch stattfindet, so angenehm und adäquat wie möglich zu gestalten. Natürlich wissen Sie genau, dass dies im klinischen Alltag nur sehr begrenzt möglich ist. Trotzdem macht es einen Unterscheid, ob Sie die Türe zum Krankenzimmer hinter sich schließen oder offen lassen oder ob Sie Ihre Angehörigengespräche statt auf dem lauten Gang in Ihrem freundlichen und hellen Büro stattfinden lassen. Außerdem können Sie beim Kreieren eines angenehmen Settings vor allem mit Ihrer eigenen Position arbeiten. Wählen Sie einen Abstand, der den Hör- und Sehfähigkeiten Ihrer Patienten sowie Ihrem Vertrautheitsgrad entspricht. Achten Sie darauf, dass Sie präsent, aber nicht zu konfrontativ positioniert sind. Ihr Gegenüber sollte keinesfalls den Eindruck eines Verhörs erhalten.

Körperhaltung Nehmen Sie eine natürliche, ruhige Körperhaltung ein, die Ihrem Gegenüber vermittelt, dass Sie sich auf ein Gespräch einlassen wollen. Verzichten Sie auf starke Gesten und arbeiten Sie lieber mit den leisen Tönen der Körpersprache, also mit unterstützendem Kopfnicken, und zwar eher natürlich und nicht wie der Wackeldackel auf der Hutablage alter Autos.

Redepausen wahren Gönnen Sie sich und Ihrem Gegenüber Redepausen. Gerade schwer kranke Patienten brauchen häufig etwas Zeit zum Luftholen oder zum Überlegen. Widerstehen Sie dem Bedürfnis, diese Gesprächspausen durch Smalltalk zu füllen und lassen Sie sich von dem überraschen, was nach der Pause kommt. Damit signalisieren Sie wiederum, dass Sie da sind und Interesse haben.

Pacen Der Begriff Pacen stammt aus dem Englischen und bedeutet in etwa so viel wie „Schritt halten". Das heißt für Sie in Ihrer Rolle als aktiver Zuhörer: Sie gleichen sich auf irgendeine Weise Ihrem Gegenüber an. Das kann eine gemeinsame Tasse Tee sein, ein Sessel der genauso hoch wie das Pflegbett ist oder einfach ein identischer Atemrhythmus. Hierbei gilt: Die einfachsten Mittel sind meist die wirksamsten. Aber Vorsicht! Wer schon einmal den Atemrhythmus eines schwer kranken Patienten geteilt hat, wird wissen, dass sich schnell auch negative Gefühle übertragen – ein meist unerwünschter Nebeneffekt.

Aktives Zuhören: verbale Techniken

Paraphrasieren Paraphrasieren geht über einfaches Wiederholen hinaus. Die zuhörende Person gibt das Gesagte mit eigenen Worten wieder. So stellt man sicher, dass man alles richtig verstanden hat und signalisiert dies gleichzeitig der erzählenden Person. Auch beim Paraphrasieren gilt: Allein die Dosis macht das Gift. Setzen Sie diese Technik gezielt und niemals inflationär ein.

Explorierendes Nachfragen Nachfragen im Rahmen des aktiven Zuhörens ist nur explorierender Natur. Exploration bedeutet dabei das weitere Erkunden der Erzählinhalte. Dabei sollten keine neuen Themen abgefragt oder initiiert werden. Anderenfalls könnte der Eindruck entstehen, dass der Zuhörer die Erzählung für beendet erachtet oder – schlimmer noch – langweilig findet. So gehen im schlechtesten Fall wichtige Informationen verloren und die Beziehung zum Gegenüber wird belastet. Auch beim Nachfragen gilt es sparsam zu sein – der Redefluss sollte durch Nachfragen nicht behindert, sondern gefördert werden.

Zusammenfassen Aktives Zuhören ist anstrengend, vor allem für die Zuhörer. Aktives Zuhören erfordert volle Konzentration und die Bereitschaft, sich ganz auf die andere Person einzulassen. Länger als fünf bis fünfzehn Minuten sind daher nicht empfehlenswert. Das Zusammenfassen ist eine wertschätzende Möglichkeit, dem Erzählenden zu signalisieren, dass das aktive Zuhören nun beendet wird. Zusammenfassungen zeigen abschließend noch einmal, dass wirklich zugehört und sogar verstanden wurde. Im klinischen Alltag mag es auch vorkommen, dass Sie Zusammenfassungen einsetzen, um z. B. vergesslichen Patienten eine Brücke zum zuvor Erzählten zu bauen oder um an die letzte Therapieeinheit anzuschließen.

Aktives Zuhören in der Praxis

Aus den oben beschriebenen Interventionen bauen Sie nun eine Gesprächssituation, in der Ihr Patient, die Angehörigen oder wer auch immer sich ermutigt fühlt, Ihnen Dinge zu erzählen, die Sie sonst wohlmöglich nie erfahren hätten. Sie werden rasch merken, wie wichtig dieser Wissensvorsprung in der Praxis sein kann. Viele Missverständnisse werden so im Keim erstickt. Außerdem tragen eine verbesserte Informationslage sowie ein stärkeres gegenseitiges Vertrauen viel zum Therapieerfolg bei. Auch beim Konfliktmanagement gehört aktives Zuhören unbedingt zum Handwerkszeug. Nachfolgend ein kleines Beispiel aus der Praxis. In dieser kurzen Sequenz sehen Sie, liebe Leserinnen und Leser, wie wirksam aktives Zuhören sein kann. Sie erhalten nicht nur ungefragt eine halbe Sozialanamnese, Sie wissen nun auch, dass Ihr Patient großes Interesse an der Medizin hat. Dies ist eine wichtige Information, die in die Therapieplanung eingebaut werden kann: Bei diesem Patienten werden Sie vermehrt mit Erklärungen arbeiten, ihm vielleicht neue Forschungsergebnisse mitteilen und somit die Motivation zur aktiven Partizipation steigern.

Kommunikationsbeispiel 1 für aktives Zuhören

Patient	Genau so eine Behandlungsliege hatte mein Vater auch in seiner Praxis.
Therapeut	Wirklich? War Ihr Vater auch Physiotherapeut?
Patient	Nein, er war Masseur!
Therapeut	Hm … (nickt aufmerksam).
Patient	Er hatte seine Praxis bei uns zuhause.
Therapeut	(hält inne, nimmt sich einen Hocker und setzt sich in die Nähe des Patienten). Dann sind Sie ja praktisch vom Fach?
Patient	Nein, nein, ich war im Einzelhandel tätig. Aber als Kinder haben wir manchmal in der Praxis meines Vaters gespielt, auch mit seinem Plastik-Skelett. Damit hat er immer seinen Patienten erklärt, wie die Wirbelsäule funktioniert und solche Dinge …
Therapeut	Ihr Vater hat Ihnen und Ihren Geschwistern erlaubt, in der Praxis zu spielen? Sogar mit dem Skelett (lacht)?
Patient	Ja, und manchmal hat er uns dann lange Vorträge über die Rückenmuskulatur gehalten – mit dem Skelett …
Therapeut	Ihr Vater hat Ihnen sozusagen medizinische Vorlesungen zuteilwerden lassen (lacht erneut)?
Patient	Ja, sozusagen (lacht ebenfalls).
Therapeut	Dann sind Sie ja quasi Profi, was die Anatomie angeht.
Patient	Naja, Profi? Aber ich kenne mich gut aus. Es hat mich auch schon immer interessiert. Mein Sohn hat das leider nicht von mir. Ich wollte ja eigentlich, dass er Medizin studiert. Jetzt ist er Werbegrafiker in Düsseldorf.
Therapeut	Hm … (nickt mit dem Kopf).
Patient	Jedenfalls hat er sich immer beschwert, wenn daheim die ganzen medizinischen Bücher herumlagen. Ich habe die immer verschlungen.
Therapeut	Also haben Sie sich auch später noch für Medizin interessiert?
Patient	Bis heute!

Ähnlich verläuft es auch in einem weiteren Gespräch. Auch in der folgenden Sequenz sehen Sie, wie viele Informationen bezüglich der Vorgeschichte, der Gemütsverfassung und des sozialen Umfeldes Ihrer Patienten Sie durch aktives Zuhören sammeln können.

Kommunikationsbeispiel 2 für aktives Zuhören

Therapeut	So, fünf Minuten haben wir noch, da könnten wir eigentlich ...
Patientin	(unterbricht unvermittelt, wirkt etwas traurig und geistesabwesend). Heute kommt mein Sohn mich besuchen.
Therapeut	So? Ich wusste gar nicht, dass Sie Kinder haben.
Patientin	Er ist auch, also er ist (zögert) nicht bei mir aufgewachsen.
Therapeut	(setzt sich und hört aufmerksam zu).
Patientin	Also, mir ist es damals dreckig gegangen. Ich wollte mich sogar umbringen.
Therapeut	(nickt) Sie wollten sich das Leben nehmen?
Patientin	Ja, aber das ist schon ewig her, fast zwanzig Jahre.
Therapeut	Zwanzig Jahre (spricht langsam und bedächtig)!
Patientin	Ja, und dann hatten wir lange keinen Kontakt. Aber seit zwei Jahren sehen wir uns so zwei- bis dreimal im Jahr.
Therapeut	(bleibt aufmerksam) Hmmm, ich verstehe. Sie haben sich also wiedergefunden.
Patientin	Ja (lacht), eigentlich schon, aber bevor ich hier eingeliefert wurde, hatten wir einen Streit wegen seiner Freundin. Ich habe viele Sachen über sie gehört und ihn gewarnt. Naja, wir haben uns gestritten.
Therapeut	Schlimm?
Patientin	Naja, es geht mich ja wirklich nichts mehr an, aber ich wollte ihn beschützen.
Therapeut	Wie es Eltern nun mal so wollen (lacht gutmütig).
Patientin	(lacht auch) Eben, aber Kinder verstehen das meist nicht. Naja, und heute sehen wir uns zum ersten Mal seit dem Streit (wirkt verlegen).
Therapeut	Sind Sie nervös wegen des Besuchs?
Patientin	Ja, schon etwas.
Therapeut	Gibt es irgendetwas, was ich für Sie tun kann? Vielleicht soll ich unserem Sozialdienst Bescheid sagen?
Patientin	Nein, nein, das schaffen wir schon alleine, aber danke, dass Sie mir zugehört haben. Das musste raus.

Zur Reflexion

Nun versuchen Sie es! Lassen Sie Ihrer Fantasie bei der Beantwortung der folgenden Fragen freien Lauf. Und denken Sie daran, dass man nur verstehen kann, wenn man den Menschen gut zuhört.

- Welche Zeitfenster (z. B. Abholen des Patienten aus dem Zimmer, in der Pause zwischen zwei Übungen etc.) könnten Sie gezielt für das aktive Zuhören nutzen?
- Wie lange können Sie persönlich aktiv zuhören, ohne dabei angestrengt oder unkonzentriert zu sein?
- Von welchem Ihrer Patienten wissen Sie am wenigsten? Wie könnte Ihnen aktives Zuhören dabei helfen, mehr über die betreffende Person in Erfahrung zu bringen?
- Welche Geschichten erzählen Ihre Patienten gern? Welche verschweigen sie lieber oder erzählen sie nie?

B Beliefs oder wie wir unsere Welt zusammenbauen

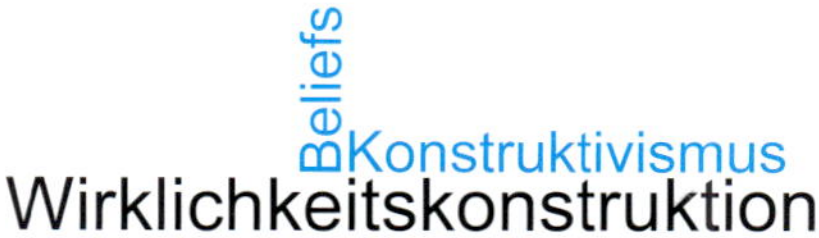

Abb. B.1 Themenfeld Beliefs

▶ Abb. B.1

Die Wirklichkeit ist, wie Sie, liebe Leserinnen und Leser, längst wissen, bekanntlich relativ. Ob das sprichwörtlich halb volle Glas nicht am Ende doch halb leer ist, entscheidet jeder Mensch für sich. Aber wie kommt diese Entscheidung zustande? Und woher kommt dieses beständige Streben nach sicheren Wahrheiten? Letztere Frage ist schnell beantwortet: Die Vorstellung von einer unumstößlichen Wirklichkeit schafft Orientierung in einer sich ständig wandelnden Welt. Sie hilft dem Individuum, Entscheidungen zu treffen. Als Experten des Gesundheitssektors sind Sie von allen Berufsgruppen am besten mit den Licht- und Schattenseiten der ewigen menschlichen Wahrheitssuche vertraut. Zum einen spornt der Drang, die Welt mit dem Verstand zu erfassen, die Wissenschaft zu Höchstleistungen an und trägt so zur Verbesserung der Lebensqualität vieler Patienten oder sogar zu deren Heilung bei. Zum anderen lehrt uns die Geschichte der Medizin, wie flüchtig „sicheres" Wissen wirklich ist. Lassen Behandlungsmethoden aus früheren Zeiten dem modernen Menschen die Haare zu Berge stehen, waren sie doch zu ihrer Zeit „State of the Art": Kokain als Hustenmittel, Aderlass zur Kräftigung etc. Im 16. Jahrhundert starben Wöchnerinnen und ihre Neugeborenen natürlich nicht wegen der katastrophalen hygienischen Zustände, sondern an Hexerei, Wassersucht und ähnlichen Todesursachen, die wir heute in keinem gängigen Diagnosemanual mehr finden. Der Fortschritt straft dabei jede überholte Theorie als Aberglaube ab. Dies alles ist verständlich und seit Langem bekannt. Spannender ist jedoch die Tatsache, dass jede Generation sich als neue Krone der Schöpfung versteht und völlig verdrängt, dass unsere schönen und modernen Wirklichkeitskonstruktionen und Wahrheiten denselben Weg gehen werden wie all die vielen Wahrheiten vor ihnen. In wenigen Jahren werden sie hinterfragt, kritisiert und schließlich überholt sein. Die Ursachen dieser Verdrängung, gerade im Bereich der Medizin, sind vielfältig. Zum einen sind da sehr profane Gründe zu nennen: Ein Medikament, das nur möglicherweise wirkt, hat geringere wirtschaftliche Chancen am Markt zu bestehen, als eines, das in zahlreichen Studien als vermeintlich hundertprozentig wirksam getestet wurde. Dass auch Studien dem aktuellen Wissensstand unterworfen sind und damit ebenso fehlerhaft sein können wie der aktuelle Stand der Wissenschaft selbst, wird dabei erfolgreich von Pharmaindustrie, Gesundheitswesen und Patienten ignoriert. Die Wirklichkeit umgibt den Menschen also nur scheinbar, tatsächlich entsteht sie vielmehr in seinem Kopf. Anders formuliert: Die Wirklichkeit ist auch nur eine Fantasie.

Ohne Zweifel gibt es „etwas" da draußen, eine wahrnehmbare Umwelt. Jedes Individuum wird beständig mit den Informationen seiner Sinnesorgane versorgt. Das allein schafft aber noch lange keine Wirklichkeit oder Wahrheit. Aus all den unterschiedlichen Eindrücken, Gedanken und Informationen baut jeder Mensch ein für sich mehr oder weniger stimmiges Weltbild. Dies tut er, indem er Sinnzusammenhänge zwischen verschiedenen Phänomenen herstellt, das heißt, voneinander unabhängige Dinge zueinander in Beziehung setzt. Diese gewissermaßen mit Sinn verleimten Erfahrungen, Erlebnisse oder anderweitig gewonnenen Informationen werden dann im Gehirn als eine Art **Merksatz** – oder **Belief** – abgespeichert: Geht man im Winter ohne Jacke nach draußen, bekommt man einen Schnupfen. Wenn man nicht arbeitet, ist man kein wertvoller Mensch. Ein echter Mann darf keine Gefühle zeigen usw. usw. Mit etwas Distanz betrachtet fällt rasch auf, wie beliebig und teilweise unlogisch diese Beliefs sein können. Was hat der Winter mit den Nasenschleimhäuten zu tun, wieso entscheidet ein Dienstverhältnis über den Wert eines Menschen und warum um alles in der Welt sind echte Männer biologisch mit Tränendrüsen ausstattet, wenn sie nicht weinen? Gehen wir jedoch näher an die Lebenswelt des einzelnen Menschen heran, wird sichtbar, wie diese scheinbaren Unsinnigkeiten entstehen und was sie bewirken können. Gerade Krankheiten und Krisen fordern die **Wirklichkeitskonstruktionen** jedes Individuums heraus: Sie sind schmerzhaft und gefährlich. Sie bewirken, dass Tätigkeiten, die gestern noch selbstverständlich waren, plötzlich unmöglich werden. Umso mehr bedarf es in einer solchen Ausnahmesituation der Orientierung einer **Wirklichkeitsvorstellung.**

Ein kleines Beispiel: Herr E. ist Steinmetz in der dritten Generation. Aufgrund seiner stetig schlimmer werdenden Rückenbeschwerden ist er seit einiger Zeit in Behandlung. E.s Vater und Großvater litten ebenfalls im Alter unter massiven Rückenschmerzen, daher ist sich Herr E. sicher, dass es sich bei seinen Beschwerde um ein genetisches Übel handelt. E.s Ärztin, Frau Dr. P., sowie sein Therapeut, Herr D., sehen die Ursache für die Schmerzen eher in E.s beruflicher Tätigkeit als Steinmetz und den damit verbundenen Abnutzungserscheinungen. Solche o. ä. Fälle kennen Sie sicher aus der eigenen Praxis. Trotz gleicher Fakten zwei unterschiedliche Deutungen, zwei unterschiedliche Wahrheiten. Natürlich haben Frau Dr. P. und der Therapeut Herr D. die Lehre von den menschlichen Gebrechen eingehend studiert, und natürlich ist die Wahrscheinlichkeit hoch, dass ihre Deutung medizinisch gesehen relevanter ist als E.s Vererbungstheorie. Umgekehrt könnte man fragen, warum Herr E., der von klein auf seinen Papa und seinen Opa mit krummem Rücken und klagend vor Augen hatte, plötzlich seinen eigenen Erfahrungen misstrauen sollte, nur um die Wirklichkeitskonstruktion zweier ihm recht fremder Menschen anzunehmen. Zwickmühlen wie diese gibt es im klinischen Alltag zuhauf. Oft genug steht die professionelle Diagnose im direkten Widerspruch zur Selbstdiagnose des Patienten – in Zeiten von Netdoktoren und Online-Apotheken ein wachsendes Phänomen. Zu selten gelingt es in der Praxis, mit Hilfe sachlicher Argumente zu überzeugen. Häufiger und auch wesentlich erfolgreicher ist es, die Wahrheit als eine Art Kompromiss anzusehen: den kleinsten gemeinsamen Nenner zwischen professioneller Einschätzung und der Bewertung des gesunden Menschenverstands. Das mag auf den ersten Blick unnötig erscheinen: Warum eine wissenschaftlich basierte Diagnose mit dem Halb- und Laienwissen des Patienten verwässern? Die Antwort ist auch hier wieder einfach, zugleich aber auch ernüchternd: Patienten werden nur dann den Therapieempfehlungen folgen, Vertrauen aufbauen und mitarbeiten, wenn sie den Profis Glauben schenken. **Compliance** ist also nur dann gegeben, wenn die unterschiedlichen Wirklichkeitsvorstellungen eine Schnittmenge haben. Bei unserem Steinmetz, Herrn E., würde sich die Diagnose eines multifaktoriellen Geschehens, welches aus einseitiger Belastung und genetischer Disposition entstanden ist, anbieten. Dann hätte der Patient einen Grund weniger, der Diagnose seiner Ärztin und seines Therapeuten zu misstrauen und Widerstände seinerseits wären unwahrscheinlich. Herr E. verhält sich dabei so wie die meisten Menschen: Da, wie zu Beginn dieses Kapitels beschrieben, eine Wirklichkeitskonstruktion vor allem Orientierung für das Individuum bietet und niemand gerne unsicher ist, kämpfen die Menschen in der Regel hart, um ihre jeweilige Wahrheit zu verteidigen. In diesem Kampf geht es längst nicht mehr um sachliche Argumente. Im Gegenteil, sachliche Argumente werden wie Waffen genutzt, sie dienen nicht mehr der Vernunft und anderen hehren Zielen – im Kampf um die Wahrheit werden sie verdreht und gewendet, bis sie schlagkräftig eingesetzt werden können. Öffentliche Diskussionen zum Gesundheitssystem, Homoehen und Cannabislegalisierung zeigen beispielhaft, dass Wahrheit nichts mit Sinnhaftigkeit oder Logik zu tun haben muss.

Sobald Sie sich von der schockierenden Einsicht erholt haben, dass es nicht eine, sondern immer nur „meine" Wahrheit gibt, möchte ich Sie einladen, die Vorteile einer solchen Erkenntnis zu betrachten: Vorbei sind die Zeiten, in denen man wie in einem Volksschulaufsatz ständig gute Argumente liefern muss. Wenn Wahrheit verhandelbar ist, wandelt sich das Patienten-Therapeuten-Verhältnis von einer hierarchischen in eine gleichberechtigte Beziehung. Das bringt jede Menge Entlastung für alle Beteiligten mit sich: Als Profi müssen Sie nicht mehr belehren und Ihre Patienten können aufhören, mit Händen und Füßen ihre Sicht der Dinge zu verteidigen. Sie als Medizinmann oder -frau bieten lediglich eine weitere, eine neue und hoffentlich hilfreiche Sichtweise an. Aufgabe der Patienten ist es, diese Sichtweise in ihre bestehende Wirklichkeitskonstruktion einzubauen. Dies ist vor allem eine kognitive Leistung: Erfahrungen müssen in neue Beziehungen gesetzt und Beliefs umformuliert werden. Sie als Profi können und sollen hier wichtige Hilfestellung leisten. Dabei erleichtern neue Informationen, die der Patient noch nicht hatte, neue Körperwahrnehmungen während oder durch die Therapie sowie vertrauensbildende Maßnahmen die **Adaption der jeweiligen Beliefs.** Aber bevor Sie erfahren, wie eine solche Adaptation von Wirklichkeitskonstruktionen in der Praxis aussehen kann, möchte ich Sie warnen: Ihre eigene Wahrheit, liebe Leserinnen und Leser, ist ebenfalls ein zartes Pflänzchen. Seien Sie also nicht zu überrascht, wenn es der eine oder andere Mensch schaffen sollte, Ihre Wahrheit ordentlich durcheinanderzubringen, und freuen Sie sich darauf, eine neue Wahrheit kennenzulernen.

Aber kommen wir zur praktischen Seite dieser Überlegungen. Der folgende Dialog ist ein kleiner Ausschnitt aus einem viel längeren Gespräch. Er verdeutlicht, wie wandelbar unsere Wirklichkeit ist und wie Wahrheit neu verhandelt werden kann.

Kommunikationsbeispiel 1 für Beliefs

Angehöriger	Hören Sie, ich weiß, was die Frau Doktor gesagt hat, aber ich spüre, dass meine Frau nicht hirntot ist, ich sitze hier seit fast 18 Stunden. Ich sehe ja, wie sie sich verändert … Tote bewegen sich nicht mehr, sie aber zuckt ja ständig!
Therapeut	Ja, es tut mir so leid für Sie …
Angehöriger	Können Sie nicht jetzt wieder mit Ihrer Therapie beginnen? Sie hat ihr immer so gutgetan, vielleicht wird sie dann wieder wacher.
Therapeut	Das darf ich leider nicht.
Angehöriger	Aber, jetzt kann doch sowieso nichts mehr passieren. Wieso … (schweigt).
Therapeut	Hmmm … Sie meinen, weil keine Hirnaktivitäten mehr messbar sind?
Angehöriger	Ja … Nein … Also versuchen Sie es bitte … Bitte, sie lebt noch.
Therapeut	Sie kennen Ihre Frau am besten, und ich glaube Ihnen, wenn Sie spüren, dass noch etwas von ihr da ist. Aber ihr Gehirn ist unwiederbringlich geschädigt und daran stirbt sie gerade.
Angehöriger	(schweigt).
Therapeut	Und deshalb, glaube ich, haben die Ärzte Sie gefragt, wie lange sie Ihrer Frau noch die Infusionen geben sollen, die ihr Herz am Schlagen halten.
Angehöriger	Ich werde meine Frau sicherlich nicht sterben lassen …
Therapeut	Nein, das würden Sie sicher nicht tun. Ich sehe, wie Sie kämpfen, aber jetzt halten Sie nur ihren Körper zurück, ihr Bewusstsein wird sie leider nie mehr wiedererlangen.
Angehöriger	Egal, solange sie noch atmet … (schweigt).
Therapeut	Ihre Frau kann nicht mehr atmen. Wie die Frau Doktor sagte, ist die Hirnblutung so massiv, dass das Atemzentrum komplett zerstört ist.
Angehöriger	(weint) Was soll ich jetzt bloß machen?
Therapeut	Ich kann Ihnen nur anbieten, dass ich Sie nochmal zu Ihrer Frau begleite und Sie sich dann die Zeit nehmen, die Sie brauchen …
Angehöriger	Ja (schweigt).
Therapeut	Hmmm … Nehmen Sie sich Zeit, um sich zu verabschieden. Wenn Sie wollen, kann ich den Ärzten Bescheid sagen.
Angehöriger	Ja … Ja …

Sie sehen an diesem berührenden Beispiel, wie selbst die grausamste Wahrheit Verhandlungsspielräume lässt. Statt dem Angehörigen auszureden, dass seine Frau noch am Leben ist, lässt der Therapeut ihm seine Wahrheit und stellt ihm lediglich die medizinische Realität zur Seite. Gleichzeitig lässt der Therapeut den Angehörigen aber auch in seinem Neuorientierungsprozess nicht allein, sondern gibt Anregungen, wie er in dieser Situation agieren kann. Dadurch wird die Orientierungslücke, die das Sterben seiner Frau momentan auslöst, überbrückt. Ein weiteres, jedoch ganz anderes Kommunikationsbeispiel zeigt ebenfalls, wie sehr Wirklichkeit „Verhandlungssache" ist.

Kommunikationsbeispiel 2 für Beliefs

Therapeut Und, wie schaut es mit der Ernährung aus? Kommen Sie jetzt besser mit Ihrem Speiseplan zurecht?

Patient (lacht) Mit dem Essen hatte ich ja noch nie Probleme wie man sieht. Und außerdem stimmt das nicht, was die Frau Doktor da über meine Gelenke gesagt hat. Ich war schon immer (sucht nach Worten) sagen wir mal etwas mollig, aber ich habe früher nie Schmerzen gehabt.

Therapeut Hat Frau Doktor nicht gesagt, dass es sich bei der momentanen Problematik definitiv um Abnutzungserscheinungen handelt?

Patient Doch, doch ... Aber die hätte ich wahrscheinlich sowieso bekommen. Meine Nachbarin, die Frau T., ist dürr wie eine Bohnenstange und jammert ständig über ihren kaputten Rücken. Die wiegt aber nicht einmal die Hälfte von mir.

Therapeut (lacht) Nun ja, ich kenne Ihre werte Nachbarin leider nicht, aber um auf Ihre Schmerzproblematik zurückzukommen ... Wieso, glauben Sie, möchte denn die Frau Doktor, dass Sie abnehmen?

Patient Naja, dumm bin ich nicht. Mir ist ja klar, dass das (weißt auf den Bauch) nicht unbedingt mein Wohlbefinden fördert. Und wenn ich mit meinen kaputten Knochen immer dieses Gewicht mitschleppe, dann kann es ja nicht besser werden ...

Therapeut (lächelt) Sie sagen es.

Patient Ja, ja, aber mein Glas Rotwein zum Schlafen, das lasse ich mir sicher nicht nehmen. Meine Oma sagte immer: „Ein guter Wein macht ein gutes Blut."

Therapeut (lacht) Und wissen Sie, was meine Oma immer gesagt hat?

Patient (schüttelt den Kopf).

Therapeut	Allein die Dosis macht das Gift.
Patient	Das stimmt auch wieder …
Therapeut	(lächelt) Also bleiben Sie noch etwas beim Abnehmen dabei?
Patient	Ja, sicher, wenn es nix nutzt, dann schadet es wenigstens nicht.
Therapeut	Ist das auch von Ihrer Oma (lacht)?
Patient	(lacht ebenfalls) Nein, nein, das ist von mir!!!

Auch in diesem Beispiel wäre es nicht ratsam, sich auf eine langwierige Diskussion über den Zusammenhang zwischen Adipositas und Gelenkerkrankungen einzulassen. Entscheidend ist, dass dem Patienten bewusst wird, dass er durch Gewichtsreduktion aktiv zur eigenen Genesung beitragen kann, auch wenn der Satz „Wenn es nix nutzt, dann schadet es wenigstens nicht“ ahnen lässt, auf welch dünnem Eis man sich hier bewegt.

Zur Reflexion

Nun sind Sie wieder an der Reihe. Folgende Fragen sollen Ihnen Anregungen für Ihre Wirklichkeitsverhandlungen mit Ihren Patienten geben.

- Welche Ihrer Patienten verfügen Ihrer Meinung nach über Beliefs, die dem Therapieerfolg entgegenstehen? Welche Beliefs sind das?
- Was könnten Sie tun, statt besagten Patienten diese Beliefs auszureden? Was könnten Sie diesen Personen anbieten, um ihnen die Adaptation zu erleichtern?
- Welche Wahrheiten oder Beliefs finden Sie bei sich selbst, die Ihrer therapeutischen Tätigkeit im Wege stehen? Woran würden Sie alternativ gern glauben?

C Compliance oder warum Sie einen Draht zum Patienten brauchen

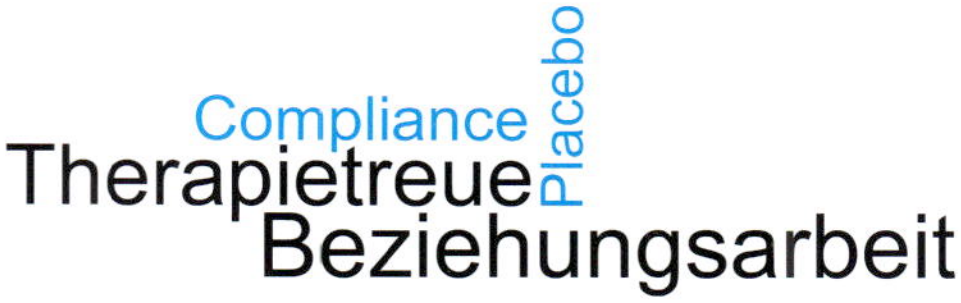

Abb. C.1 Themenfeld Compliance

▶ Abb. C.1
„Compliance", manchmal sehr episch als **„Therapietreue"** übersetzt, ist ähnlich wie **„Ressourcenorientierung"** in aller Munde, aber, Sie wissen es selbst, kaum ein Mensch setzt sich in der harten Realität des klinischen Alltags wirklich damit auseinander. Das ist schade, da zum einen viele exzellente Studien die **hohe Wirksamkeit der Compliance** belegen, zum anderen die WHO vermutet, dass nur die Hälfte der Patienten sich **„therapietreu"** verhält – was natürlich gerade bei chronischen Erkrankungen katastrophale Folgen haben kann. Aber nicht nur klinische Studien, auch die eigene Erfahrung lehrt uns, dass der Patient aktiv mitmachen muss, wenn die Therapie Erfolg haben soll. Aber wie bringt man seine Patienten dazu, Regeln zu befolgen, die sie vorher ignoriert haben, Übungen zu machen, die anstrengend sind oder Medikamente zu schlucken, die unangenehme Nebenwirkungen haben? Sicher, Sie als Profi kennen die Geheimnisse der Medizin. Ihnen ist der direkte Zusammenhang zwischen Herrn X.s Bewegungsmangel und seinen Rückenproblemen bewusst. Bei Ihren Patienten jedoch liegt der Fall anders: Sie wollen eigentlich nur so funktionieren wie vorher. Der Mensch ist ein Gewohnheitstier. Jahrelang hat er die Abende problemlos mit Chips und Cola auf der Couch verbracht. Warum sollte das jetzt plötzlich für die schrecklichen Rückenschmerzen verantwortlich sein? Sie sehen, wie wichtig gründliche Aufklärung ist. Aber das ist leichter gesagt als getan. Zunächst einmal muss sichergestellt werden, dass Ihre Patienten Sie überhaupt verstehen. Ich denke da besonders an Patienten, die vielleicht sehr alt oder sehr jung sind, die ein geringes Bildungsniveau haben oder eventuell eine andere Sprache sprechen. Machen Sie sich die Mühe und nutzen Sie ungeniert Hilfsmittel: Metaphern, Bilder oder kleine Beispielge-

schichten helfen dort, wo Worte allein nicht ausreichen. Ein Gelenk ist schneller gezeichnet als erklärt. Die Tatsache, dass es sich dabei immer um starke Vereinfachungen handelt, ist zu vernachlässigen, da es hier nicht darum geht, die Wirklichkeit 1:1 abzubilden, sondern vielmehr darum, zu erreichen, dass der Patient sich aus Überzeugung an Ihre Therapieempfehlungen hält. Nutzen Sie ggf. die Angehörigen als Dolmetscher. Fragen Sie regelmäßig nach, ob Ihr Gegenüber wirklich verstanden hat. Aber seien Sie sparsam mit Korrekturen: Manchmal ist die Sichtweise eines Patienten oder eines Angehörigen vielleicht nicht auf dem aktuellen Stand der Medizin, aber sie reicht aus, um sich therapietreu zu verhalten bzw. um von der Sinnhaftigkeit der Therapie überzeugt zu sein. Und genau darum geht es: Patienten verhalten sich **„compliant"**, wenn sie vom Nutzen der Therapie überzeugt sind. Dieser Nutzen ist immer sehr subjektiv. Der eine Patient will nur seine Schmerzen loswerden, die andere Patientin möchte generell gesünder sein, wieder ein anderer möchte schnell entlassen werden und seine Ruhe haben. Sie alle müssen davon überzeugt werden, dass die Therapie sie ihrem individuellen Anliegen näherbringt.
Der sicherste Weg dahin führt über **Vertrauen** – nämlich Vertrauen Ihrer Patienten zu Ihnen.

Man braucht gar nicht lange über den Placeboeffekt zu philosophieren, jedermann kennt die Geschichten vom Herzspezialisten, der in den fünfziger und sechziger Jahren des letzten Jahrhunderts von Öl-Scheichs und US-Milliardären aufgesucht wurde und dessen Behandlungsmethoden heute als komplett wirkungslos gelten. Haben sich damals alle Patienten und Patientinnen geirrt? Liegen Fälle von Wunderheilung und Scharlatanerie vor? Nein, die Antwort lautet: **Vertrauen!** Allein das tiefe Vertrauen darauf, nun in den bestmöglichen medizinischen Händen zu sein, wird Angst und Druck bei dem Patienten verringert und somit sofort zu einem gesteigerten Wohlbefinden geführt haben. Sicherlich, Vertrauen ist ein weites Feld, und natürlich gibt es besonders charismatische Menschen, denen Mitmenschen geradezu blind vertrauen, selbst wenn der größte Blödsinn erzählt wird. Aber auch diejenigen unter uns, die nicht mit einer hypnotisierenden Aura gesegnet sind, müssen nicht verzweifeln, denn **vertrauensbildende Maßnahmen sind erlernbar.** Diese Maßnahmen sind Kernstück der sogenannten **Beziehungsarbeit.** Diese „Beziehungs-Arbeit" (Sie haben richtig gelesen: Arbeit! Beziehungen müssen leider erarbeitet werden. Jede Beziehung muss angebahnt, strukturiert und aufgebaut werden. Allein die Tatsache, dass wir diese Arbeit im Privatleben meist nicht bewusst und reflektiert leisten, erweckt den Eindruck, dass sich Beziehungen von selbst entwickeln) muss während des gesamten

Therapieverlaufs geleistet werden. Für eine gute Beziehungsarbeit sollten Sie die folgenden Punkte verinnerlichen:

1. **Icebreaker**
   Jedem Patientenkontakt sollte eine kleine Aufwärmphase vorangehen: ein Handschlag, ein Lächeln und eine kleine persönliche Bemerkung wie „Schön, dass Sie schon da sind" oder „Was haben Sie da für ein Blumenmeer auf Ihrem Nachttisch? Wunderschön!" Wenn Sie schon vor der eigentlichen Arbeit das erste Lächeln auf das Gesicht Ihres Gegenübers gezaubert haben, dann sind Sie bereits auf dem sicheren Weg zu einer gelungenen Beziehungsarbeit.
2. **Rollenklärung**
   Dieser Aspekt wird im Gesundheitsbereich häufig unterschätzt. Die meisten Kollegen gehen einfach davon aus, dass alle Patienten wissen, was ein Arzt, ein Krankenpfleger, ein Physiotherapeut oder ein Krankenhausseelsorger ist und welche Aufgaben er hat. Dieser Irrtum zeigt sich jedoch fatalerweise meist erst, wenn es zu spät ist. Ein Patient ist enttäuscht, weil er unrealistische Vorstellungen von den Möglichkeiten der Physiotherapie hat, Angehörige erzählen dem zur Visite kommenden Urologen des Großvaters von ihren familiären Streitigkeiten in der Hoffnung, dass dieser sie beraten wird wie der psychosoziale Notdienst, eine Pensionärin zahlt größere Summen in die Kaffeekasse der Station, um einen früheren OP-Termin zu erhaschen … Das alles kennt man aus der Praxis. So entstehen häufig Aggressionen und Enttäuschungen sowie ein schlechter Eindruck vom gesamten Gesundheitswesen. Dieses Übel lässt sich relativ leicht unterbinden, wenn man sich die Mühe macht, Patienten und ihre Familien darüber aufzuklären, wer eigentlich für was zuständig ist. Damit unsere Patienten sich diese Orientierungshilfe auch merken können, ist es wichtig, dass wir uns im weiteren Therapieverlauf auch **rollenkonform verhalten.** Es würde viele Unklarheiten schaffen, wenn der Physiotherapeut, Herr Y., der sich auch als solcher vorgestellt und genau erklärt hat, was Physiotherapie ist und kann, plötzlich eine psychotherapeutische Familienaufstellung durchführen würde. Ähnlich irritierend wäre auch das Bild des Anästhesisten, der plötzlich durch bloßes Handauflegen Schmerzen lindern will. Generell gilt: „Schuster bleib bei deinen Leisten" oder „Drin soll sein, was außen draufsteht". Sollte uns das nicht genug sein, heißt es Umschulen oder Qualifizieren. Anders ausgedrückt: Um Missverständnissen und Enttäuschungen vorzubeugen, sollte man zunächst selbst sehr klar vor Augen haben, wofür man bezahlt wird, welche Fähigkeiten man hat, wo die Grenzen liegen und was rea-

listischerweise unter den gegebenen Umständen angeboten werden kann. Genau das und nichts anderes sollte dem Patienten ausführlich erklärt werden.

3. **Glaubhaft bleiben**
   Dies ist schon bei der Rollenklärung, aber noch viel mehr im weiteren Therapieverlauf notwendig! Wer sich unglaubwürdig macht, dem wird misstraut. Warum sollte man den Therapieempfehlungen eines notorischen Lügners glauben? Hatte die nette junge Ärztin nicht gesagt, ich könne jederzeit mit ihr reden, wenn ich etwas auf dem Herzen habe? Und nun ist sie nicht einmal im Dienst. Sie sehen, worum es bei der **Glaubwürdigkeit** geht. Versprechungen, Prognosen etc., die eigentlich zur Beruhigung gedacht waren, werden von Patienten zuweilen als Expertenmeinung gedeutet. Der Arzt hat die ganze letzte Woche gesagt, es bestehe immer noch Hoffnung, und nun ist Tante Annie doch am Krebs verstorben. Sie werden nun zu Recht darauf hinweisen, dass die Patienten selbst bzw. ihre Angehörigen genau auf solche hoffnungsfrohen Schwindeleien drängen, dass sie eigentlich nur „good news" hören wollen. Dennoch sollten Sie darauf bedacht sein, während des gesamten Therapieprozesses Ihre Glaubwürdigkeit zu behalten. Lassen Sie sich nicht zu falschen Versprechungen, geschönten Prognosen oder dergleichen hinreißen. Der Erfolg der auch noch so gut gemeinten Lügen bleibt häufig ein Strohfeuer und das Vertrauen zu Ihnen ist beschädigt.
4. **Aufklärung**
   Gewöhnen Sie sich an, mehr **Sorgfalt bei der Aufklärung** Ihrer Patienten walten zu lassen. Am besten sagt man schon vorher, was man tun wird und warum. Das klingt banal, ist aber enorm wichtig. Einerseits hilft es uns selbst, professionell zu bleiben: Wenn wir unser eigenes Handeln anderen gegenüber fachlich begründen können, sind wir im grünen Bereich. Andererseits wird dem Gegenüber vermittelt: Ich weiß, was ich tue, um dir zu helfen. Ich habe das schon mehrfach mit Erfolg gemacht. Es handelt sich dabei also um eine sehr einfach durchzuführende Maßnahme mit enormem Einfluss auf das **Vertrauensverhältnis zwischen Therapeut und Patient.** Wie bereits oben beschrieben, dürfen Sie sich bei der Aufklärung aller Mittel bedienen, die Sie für ratsam halten und beherrschen. Illustrieren Sie, erklären Sie und malen Sie auf. Lassen Sie Ihrer Kreativität freien Lauf!

Nun wollen wir uns anschauen, wie schwierig es manchmal sein kann, in der Praxis **Beziehungsarbeit** und **Glaubwürdigkeit** zum Wohle der **Compliance** unter eine Hut zu bringen.

Kommunikationsbeispiel 1 für Compliance

Patient	Ich weiß, was die Ärzte gesagt haben, aber wir arbeiten doch trotzdem daran, dass ich wieder gehen kann, oder?
Therapeut	Das können wir leider nicht. Erinnern Sie sich an die Ziele, die wir zu Beginn der Therapie festgelegt haben.
Patient	Ja, sicher … Aber Ärzte können sich irren.
Therapeut	Verstehe ich Sie richtig, Sie glauben den Ärzten nicht?
Patient	Schon, aber vielleicht ist in meinem Fall etwas anders?
Therapeut	Wie kommen Sie darauf?
Patient	Naja, ich hoffe halt … Ich würde so gern … also ich wünsche mir halt so sehr, wieder gehen zu können.
Therapeut	Und Sie glauben den Ärzten nicht, die Ihnen gesagt haben, dass es leider nicht mehr möglich ist, dass Sie Ihre Gehfähigkeit wiedererlangen werden?
Patient	Sie kennen mich doch. Sie wissen, wie sehr ich mich immer abmühe in der Therapie. Sie glauben doch auch, dass ich es schaffen kann, oder?
Therapeut	Ich bin kein Arzt! Ich muss mich auf das verlassen, was die Ärzte bei Ihnen diagnostiziert haben.
Patient	Und Sie glauben auch, dass ich nie wieder gehen kann?
Therapeut	Ja, wenn die Ärzte das so sagen … Natürlich dürfen Sie Ihre Zweifel haben, es geht ja schließlich um Sie. Vielleicht suchen Sie nochmal das Gespräch mit den Ärzten oder holen sich eine zweite ärztliche Meinung ein?
Patient	Ach, die werden mir alle dasselbe sagen … (weint). Ich weiß es ja selbst, das wird nix mehr.
Therapeut	Das ist sicherlich sehr schwer für Sie.
Patient	Ja, wissen Sie, ich bemühe mich so sehr, aber es wird ja doch nimmer.
Therapeut	Wie ich Ihnen bereits vor zwei Wochen sagte, ich freue mich, dass Sie so super mitmachen und ich kann Ihnen versichern, dass Sie sehr gute Fortschritte beim Rollstuhltraining gemacht haben. Sie werden nicht gehen können, aber mobil können Sie dennoch sein.
Patient	(lächelt etwas traurig) Deshalb komm ich ja auch wieder. Wenn meine Beine schon versagen, muss ich doch wenigstens mit diesem Rollstuhl zurechtkommen.
Therapeut	Und dabei kann ich Ihnen als Physiotherapeut wieder behilflich sein.

Im folgenden Beispiel ist der Therapeut mit einer veränderten Compliance seitens des ambulanten Patienten konfrontiert.

Kommunikationsbeispiel 2 für Compliance

Patient	Ach ja, der Termin nächste Woche fällt ebenfalls aus. Also, ich habe keine Zeit …
Therapeut	Ach so? Dann hol ich mal meinen Kalender … Dann sollten wir einen neuen Termin ausmachen, zumal Sie ja auch den letzten Termin abgesagt haben.
Patient	(wirkt etwas peinlich berührt) Ja … oder ich melde mich einfach telefonisch wegen eines neuen Termins. Dann kann ich meine Termine auch besser überblicken, ich habe nämlich heute meinen Kalender auch nicht dabei.
Therapeut	(setzt sich und deutet auf den Sessel gegenüber) Bitte! Fünf Minuten haben wir noch. Ich würde noch gerne kurz etwas mit Ihnen besprechen.
Patient	(setzt sich) So? Was denn?
Therapeut	(fährt ruhig fort) Gut, vielleicht irre ich mich … Dann müssen Sie mich natürlich korrigieren (lächelt), aber ich habe den Eindruck, dass Sie nicht mehr so richtig an den Zielen mitarbeiten, die wir in der ersten Einheit besprochen haben – erinnern Sie sich?
Patient	(wird rot) Wie kommen Sie darauf?
Therapeut	Nun ja, Sie haben in den letzten vier Wochen von vier Terminen zwei Termine verschoben und einen abgesagt! Und außerdem habe ich das Gefühl, dass Sie auch die Übungen nicht mehr so ernst nehmen. Obwohl Ihre Schmerzen nachgelassen haben, war Ihre Leistung heute geringer als vor drei Wochen.
Patient	(wirkt weiterhin peinlich berührt) Ja, ich habe im Moment viel um die Ohren …
Therapeut	(lächelt und nickt freundlich) Sicher, mir ist es nur wichtig, dass Sie wissen, dass ich da bin, um Sie in Ihrer Rehabilitation zu unterstützen. Das ist mein Job! Wenn Sie das Gefühl haben, dass Sie meine Unterstützung nicht mehr brauchen, dann ist das völlig in Ordnung! Dann sollten Sie allerdings noch einmal mit Dr. T. sprechen. Vielleicht brauchen Sie wirklich etwas anderes.
Patient	Naja … eigentlich hat mir die Therapie ja immer Spaß gemacht … und Sie sind wirklich super, aber … (bricht ab).

Therapeut	Danke, mir hat die Arbeit mit Ihnen auch immer Freude gemacht (lächelt). Aber Sie wollten noch etwas sagen?
Patient	Ja … also … irgendwie habe ich das Gefühl, dass mir die Therapie nicht mehr so hilft wie zu Beginn. Da habe ich immer eine Verbesserung gemerkt, aber jetzt ist es eigentlich nur noch anstrengend, es verändert sich aber nichts mehr.
Therapeut	Ich bin froh, dass Sie so aufrichtig sind. Ich würde vorschlagen, dass Sie nochmal mit Dr. T. sprechen und sich untersuchen lassen. Dann können Sie mit ihm entscheiden, ob und in welchem Ausmaß Therapie momentan sinnvoll für Sie ist. Natürlich müssen Sie bedenken, dass vieles von dem, was wir machen, nur wirken kann, wenn man regelmäßig trainiert. Aber es kann natürlich wirklich sein, dass Sie keine therapeutische Unterstützung mehr brauchen … Vielleicht wäre auch ein Therapeutenwechsel sinnvoll, aber das besprechen Sie am besten mit Dr. T. Ich würde Sie nur bitten, mir telefonisch Bescheid zu geben.
Patient	(wirkt erleichtert) Ja, ich bin sowieso morgen bei Dr. T. Ich melde mich dann morgen Nachmittag telefonisch.
Therapeut	Gut, machen Sie das! Und danke nochmals für Ihre Offenheit. Es ist sehr wichtig für mich, dass wir nicht in entgegengesetzte Richtungen arbeiten.

Wie dieser Dialog zeigt, lässt sich Compliance immer wieder „nachjustieren“. Dies ist gerade bei langen Therapieverläufen oder auffälligen Veränderungen seitens des Patienten sinnvoll und notwendig.

Zur Reflexion

Und nun sind Sie wieder an der Reihe. Versuchen Sie, folgende Fragen für sich selbst zu beantworten:

- Was tun Sie in Ihrem Arbeitsalltag, um die Compliance seitens Ihrer Patienten zu erhöhen und zu fördern?
- Welche neuen Medien, Techniken oder Ideen könnten Sie künftig für die verbesserte Aufklärung Ihrer Patienten nutzen?
- Wieviel Zeit verwenden Sie im Durchschnitt für eine sorgfältige Rollenklärung? Wie können Sie diese Zeitspanne vergrößern?
- Welche Strategien haben Sie, um mit unrealistischen Vorstellungen Ihrer Patienten umzugehen?
- Gab es Situationen, in denen Ihre eigenen Vorstellungen unrealistisch waren?

D Denken und Reden – eine verhängnisvolle Affäre

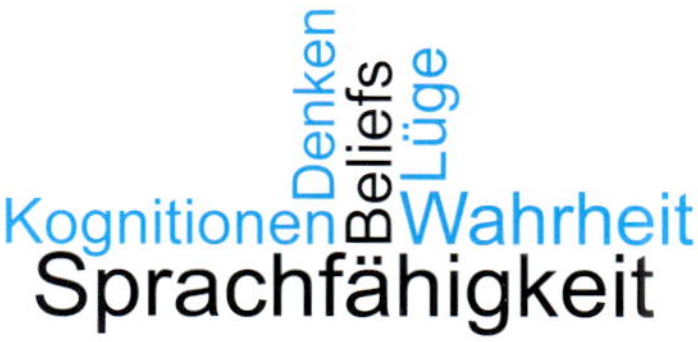

Abb. D.1 Themenfeld Denken und Reden

▶ Abb. D.1

Dass **Denken** und **Reden** zwei völlig verschiedene Dinge sind, kennen Sie von Ihren Patienten. „Natürlich creme ich mich nach wie vor täglich an den betroffenen Stellen ein", ereifert sich die Patientin M., als Sie sie fragen, ob sie Ihre Anweisungen befolgt hat. Die eher peinlich berührte als empörte Miene der Frau verrät, dass sie offensichtlich nicht ganz ehrlich war.

Freilich kennt man ein ähnliches Verhalten von sich selbst. Am Ende eines anstrengenden Arbeitstages will Patient D. noch ein kleines Lob für eine Übung, die er auch in ca. vier bis sechs Wochen noch nicht richtig beherrschen wird. „Richtig so, oder? Schauen Sie, ich kann's! Ich kann's!" Hand aufs Herz, liebe Leserinnen und Leser, nur die wenigsten unter uns würden in diesem Fall sagen, was sie denken. Die Fähigkeit zu reden ermöglicht es uns zu lügen, oder freundlicher ausgedrückt, abzuwägen, welche von unseren Gedanken wir der Umwelt mitteilen wollen. Sie ermöglicht uns also ein diplomatisches Verhalten. Wir entscheiden, ob wir manipulieren, provozieren oder unsere Umwelt besänftigen wollen. Wir können lügen oder die Wahrheit sagen, gern wird auch gemischt. Unsere Wortwahl kann klar und strukturiert oder unklar und verwirrend sein, je nach Bedarf.

Unsere **Sprache ist wie ein Werkzeug,** mit dem wir die Umwelt bearbeiten können. Dabei gibt es Meister, Dilettanten, Anfänger und Menschen, die einfach geborene Redner sind. Und wie bei allen Fähigkeiten kann auch die Fähigkeit, mit unseren Mitmenschen zu reden, durch Training optimiert werden. Gefährlich wird es, wenn wir zu sorglos mit dieser Fähigkeit umgehen. Also Achtung: Nur wenn wir die Sprache präzise einsetzen, können wir sie auch zu unserem

Vorteil nutzen. Dabei sind Erfahrungen aus früheren Kommunikationssituationen von großer Bedeutung. Ein Kind, das den Eltern ruhig seine Bitte nach mehr Süßigkeiten vorträgt und eine ebenso ruhige wie ablehnende Antwort erhält, lernt vielleicht, dass es bei Mama und Papa wesentlich wirkungsvoller ist, den Wunsch unter Tränen und Geschrei vorzubringen. Patientin M. weiß aus Erfahrung, dass es niemals gut ist, ein Versäumnis zuzugeben, weil meist nur sinnlose Vorhaltungen folgen – sie hat sich immer eingecremt, wer sollte ihr das Gegenteil beweisen? Dennoch besteht der große Vorteil der Sprache nicht in der Lüge, sondern in der Fähigkeit, sich mit anderen abzusprechen. Man braucht nicht viel Fantasie, um sich auszumalen, dass die urzeitlichen Menschen mehr und wesentlich größere Tiere jagen und erlegen konnten, nachdem sie gelernt hatten, sich untereinander zu verständigen, Pläne zu besprechen und andere vor Gefahren zu warnen.

Natürlich kann nur etwas abgesprochen, eine Warnung o. ä. ausgesprochen werden, wenn der Mensch zuvor seine grauen Zellen aktiviert. Anderenfalls macht das gesprochene Wort wenig Sinn – das sehen wir bei Patienten mit schweren kognitiven Einschränkungen, welche zwar nicht unbedingt die Redefähigkeit beeinflussen, sondern vielmehr die Fähigkeit, sinnvolle Zusammenhänge sprachlich zu erfassen. Umgekehrt würde heute niemand mehr einem Stummen seine Denkfähigkeit absprechen – was leider vor einigen Jahrhunderten noch der Fall war.

Wie stark das **gesprochene Wort** von der jeweiligen **Gedankenwelt** abhängt, wird an der **Art des Sprechens** deutlich. So lässt z. B. die **Wortwahl** sowohl auf die **soziale Herkunft** als auch auf die **momentane Gemütslage** schließen. Das gesprochene Wort verrät uns also viel über den Sprecher oder genauer gesagt, über dessen **Kognitionen** und **Beliefs.** Wir alle kennen das Beispiel vom halb vollen bzw. halb leeren Glas. Vereinfacht lässt sich sagen, dass nichts unsere Lippen verlässt, was nicht zunächst das Gehirn durchwandert hat. Für die Optimierung der Kommunikation ist dies eine enorme Ressource. Statt mühsam nach der richtigen Formulierung zu suchen und kluge Sätze auswendig zu lernen, ist es viel sinnvoller, mit den eigenen Gedanken zu arbeiten. Jeder, der schon einmal ein Vorstellungsgespräch absolviert hat, weiß, dass es viel einfacher ist, selbstsicher und kompetent zu wirken, wenn man sich tatsächlich auch so fühlt. Ebenso verhält es sich im klinischen Alltag. Hat man sich vor einem Angehörigengespräch überlegt, wie es der Familie wohl gehen mag, so wirkt man sicherlich wesentlich empathischer als wenn man ein paar mitfühlende Phrasen aus einem Kommunikationsbuch auswendig ge-

lernt hätte. Worte entstehen automatisch aus dem, was man sich vorher gedacht hat.
Diese **Steuerung der Gedanken** ist leider keine ganz einfache Sache und erfordert etwas Übung. Zu oft lassen wir uns von Angst und negativer Problemstimmung leiten. Beginnen Sie also zunächst damit, die eigenen Gedanken kritisch zu hinterfragen. Warum denken Sie so wie Sie jetzt denken? Gibt es noch eine andere Möglichkeit, über eine bestimmte Situation zu denken? Sie werden bald merken, dass sich Gedanken verändern, wenn man ihnen Aufmerksamkeit schenkt. Über diesen Mechanismus steuern Sie quasi indirekt das, was Ihren Mund später in Form von Worten verlässt. Somit verändert sich auch die Art und Weise, wie Sie mit Ihrer Umwelt kommunizieren, analog zu Ihren Gedanken.
Offensichtlich muss also die anfangs aufgestellte Hypothese von der völligen Unabhängigkeit von Denken und Reden leicht angepasst werden. Auch wenn das Denken eine weitgehend vom Reden unabhängige Fähigkeit ist, so denken wir doch in Begriffen und Mustern, die der Sprache entlehnt und sprachlich vermittelt sind. Reden wiederum basiert völlig auf unserer Gedankenwelt und ist ohne diese nutzlos. Wir haben außerdem festgestellt, dass die Fähigkeit zu reden nur in sozialen Gruppen Sinn macht. Der dabei entstehende Vorteil gegenüber schweigenden Gruppen oder Individuen muss so enorm sein, dass es sich für die Natur lohnt, die Kognitionen einer ganzen Spezies umzukrempeln und in Begriffe und Worte zu fassen. Dieses Fassen von Gedanken in Begriffe ist ein komplexes und aufwendiges Unterfangen. Erziehung und Sozialisierung sowie alle physischen Voraussetzungen zum Sprechen mussten über Tausende von Jahren entwickelt und erprobt werden. Mutter Natur hat sich das Reden also einiges kosten lassen.
Im folgenden Praxisbeispiel sehen Sie, wie gut diese „Kosten“ investiert wurden, bzw. wie Sie sprachlich auf die Gedankenwelt Ihres Gegenübers einwirken können.

Kommunikationsbeispiel 1 für Denken und Reden

Patientin	Diese blöde Schiene rutscht ständig!
Therapeut	Echt? Ich habe Sie doch gestern gefragt und Sie sagten, dass sie wunderbar sitzt und nicht rutscht oder drückt.
Patientin	Ach, das Ding nervt mich jetzt schon.
Therapeut	Dann sollten wir ...
Patientin	Ach nein ... geht schon. Fangen wir lieber endlich mit der Therapie an, dann ist der Mist wenigstens bald vorbei.
Therapeut	Oh, das klingt aber ärgerlich.
Patientin	Ach, egal.
Therapeut	Na, was ärgert Sie denn so?
Patientin	Diese depperte Frau H...
Therapeut	Ihre Zimmernachbarin?
Patientin	Genau. Die hat sich bei der Schwester beschwert, weil ich gestern etwas länger Besuch hatte. Da kommt einmal mein Neffe aus Italien zu Besuch, und diese alte Schachtel regt sich gleich so auf ...
Therapeut	Ah, dann verstehe ich, warum Sie so geladen waren. Aber viel wichtiger, wie war's denn mit Ihrem Neffen?
Patientin	Ich habe mich so gefreut ... Schauen Sie! Das Armband aus Murano-Glas hat er mir mitgebracht. Ist das nicht hübsch?
Therapeut	Sehr. Darf ich mal sehen? Toll! So filigran.
Patientin	Nicht wahr! Morgen kommt er wieder.
Therapeut	Wie lange bleibt er denn?
Patientin	Die ganzen Semesterferien!!!
Therapeut	Na dann werde ich ja hoffentlich noch Gelegenheit finden, ihn kennenzulernen.
Patientin	Natürlich!
Therapeut	So, und nun nochmal wegen der Schiene.
Patientin	Ach, das hab ich nicht so gemeint. Ich war bloß genervt.

Sie merken, wie stark unsere Gedanken steuern, was wir sagen und wie wir es sagen. Ihnen ist sicherlich aufgefallen, wie geschickt der Therapeut das Gespräch auf ein positives Thema lenkt, um mit der Patientin in einem angenehmen Klima weiterzuarbeiten.
Auch im nächsten Beispiel sehen wir eindrucksvoll, wie unsere Gedanken das gesprochene Wort dominieren. Gleichzeitig erfahren wir aber auch, wie wir diesen Mechanismus nutzen können.

Kommunikationsbeispiel 2 für Denken und Reden

Therapeut So, B.! Schau mal, da wirst du schon abgeholt (wendet sich dem Angehörigen zu). Hallo! Ihre Tochter macht wirklich Fortschritte, toll ist das (lächelt).

Angehöriger (erwidert das Lächeln nicht) Naja, wir hoffen, dass sie einmal solche Fortschritte machen wird, dass sie endlich wieder wie ein normales Kind leben kann.

Therapeut (fährt freundlich fort) Ihre Tochter ist ganz und gar nicht normal. Und damit meine ich nicht ihre Einschränkung! Ihre Tochter ist ein höchst kluges und geschicktes Kind.

Angehöriger (zieht die kleine B. an) Tja, wenn sie nur auch gesund wäre!

Therapeut Ich habe selten ein Kind behandelt, das so stark betroffen ist und dennoch so einen wachen Verstand hat (lächelt der kleinen B. zu). Es macht richtig Spaß mit dir zu arbeiten. Machst du diese witzige Grimasse auch immer zuhause, wenn du keine Lust mehr hast?

Angehöriger (antwortet für die kleine B.) Ja, das macht sie daheim auch immer so (imitiert die Grimasse, die die kleine B. schneidet).

Therapeut (lacht laut) Ja, ja, bei Ihnen fällt der Apfel wirklich nicht weit vom Stamm … Sie können es auch!

Angehöriger (wirkt gelöster) Ja, meine Mutter hat noch Babyfotos von mir, auf denen ich genauso aussehe wie B.

Therapeut Wirklich, waren Sie auch so ein Sonnenschein?

Angehöriger Ja, anscheinend.

Therapeut (wird plötzlich wieder ernst) Ich kann mir denken, dass das für Sie alle gerade sehr schwierig ist. Aber Ihre Tochter macht aus medizinischer Sicht wirklich große Fortschritte. Sie haben damit auch guten Grund zu hoffen. Das wollte ich Ihnen vorhin, als Sie zur Tür hinein gekommen sind, schon vermitteln, aber ich habe wohl nicht den richtigen Ton getroffen.

Angehöriger (wirkt erleichtert) Nein, nein, das war meine Schuld. Ich mache mir halt Sorgen. Natürlich freue ich mich, wenn etwas vorangeht in der Therapie … (schweigt eine Weile). Danke nochmals!

Therapeut Keine Ursache und bis nächste Woche!

Es wird deutlich, dass der Angehörige erst aus dem Problemdenken „entführt" werden muss, damit ein Gespräch über die Fortschritte der Tochter geführt werden kann.

Zur Reflexion

Abschließend haben Sie Gelegenheit, anhand der folgenden Fragen das Zusammenspiel zwischen Ihren Gedanken und Ihrem Reden zu optimieren.

- Wie stark beeinflussen Ihre Gedanken Ihre Sprache? Achten Sie in den kommenden Tagen verstärkt darauf, wie sehr Ihre Gedanken die Art und Weise, wie Sie mit Ihrer Umwelt sprachlich in Kontakt treten, lenken.
- Versuchen Sie, sich bei einem Patienten, der Ihnen unsympathisch ist, vorzustellen, dass es sich um eine sehr einsame Person handelt. Entwickeln Sie konkrete Fantasien zum bisherigen Leben der Ihnen unsympathischen Person. Vielleicht musste dieser Mensch schlimme Schicksalsschläge ertragen. Vielleicht wurde ihm in seiner Kindheit nie Liebe zuteil. Wie verändern Ihre Fantasien die Art und Weise, wie Sie die betreffende Person ansprechen?
- Stellen Sie sich an einem der nächsten Arbeitstage vor, dass Sie der Star in einer bekannten und beliebten Krankenhausserie sind. Wie würden Sie dann mit Kollegen und Patienten reden?
- Überlegen Sie einmal: Wie häufig denken Sie an einem ganz normalen Arbeitstag an Probleme? Wie häufig beschäftigen Sie sich an der Arbeit mit Dingen, die Ihnen persönlich Freude bereiten?

E Empowerment oder wie Sie Ihre Patienten stärken

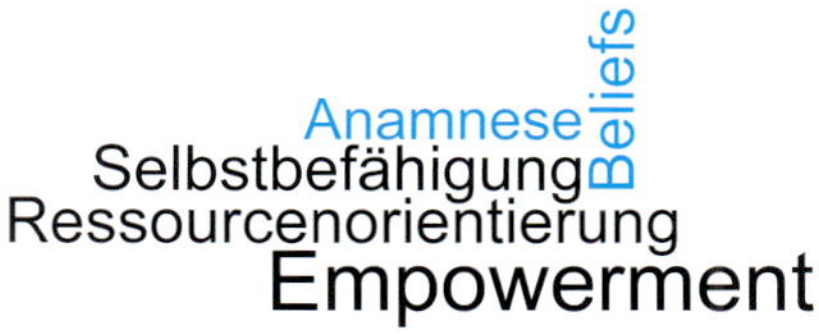

Abb. E.1 Themenfeld Empowerment

▶ Abb. E.1
Unter **Empowerment** versteht man im Gesundheitsbereich eine **therapeutische Haltung,** die besonders auf die **Förderung von Fähigkeiten** abzielt, welche es Patienten ermöglicht, so weit wie möglich **selbstbestimmt** und **selbstständig zu handeln.** Dies geschieht mittels einer starken **Ressourcenorientierung,** d. h. es werden Stärken identifiziert und gezielt genutzt. So kann etwa die Patientin K. trotz fortgeschrittener MS-Erkrankung weiterhin in ihrem Haus leben, da sie finanziell so ausgestattet ist, dass ein behindertengerechter Umbau machbar war und sie sich eine Pflegekraft rund um die Uhr leisten kann. Zudem verfügt Frau K. über eine große und engagierte Familie, die sie voll unterstützt. Die individuell auf sie abgestimmte Pflege und das Verbleiben in der gewohnten Umgebung ermöglichen Frau K. trotz schwerer Krankheit ein Maß an Selbstbestimmung, von dem andere Menschen mit ähnlicher Erkrankung, die jedoch in Pflegeheimen untergebracht sind, nur träumen können.

Dass **Empowerment** Patienten **motiviert,** die Ressourcen des chronisch knappen Gesundheitswesens schont und häufig den Allgemeinzustand wesentlich verbessert, liegt auf der Hand. Allerdings haben auch die kritischen Stimmen durchaus ihre Berechtigung: Gestattet man dem schwer depressiven Patienten, der bereits drei Suizidversuche hinter sich hat, eine einsame Bergwanderung ohne Begleitung? Darf das krebskranke Kind die erfolgversprechende Chemotherapie ausschlagen, weil es Angst davor hat? Wie genau weiß ein Patient mit einer mittelschweren geistigen Behinderung, was für ihn gut ist? Und schließlich müssen wir uns fragen, ob dies in einem hierarchischen Gefüge wie unserem Gesundheitswesen überhaupt möglich ist. Diese

Fragen lassen sich nicht leicht und schon gar nicht generell beantworten. In der Praxis zeigt sich jedoch, dass Empowerment viel Sinn macht und gern umgesetzt wird. So ist es inzwischen im palliativen Bereich Usus, Medikamente so lange wie möglich oral zu verabreichen, damit der Patient bis zum Schluss selbstbestimmt bleiben kann. Schmerzpumpen werden ebenfalls zu diesem Zweck eingesetzt. Auch hier entscheidet der Patient, wie stark sediert werden soll.

Bei der Medikation ist offensichtlich, was Empowerment bedeutet: Erste Wahl ist immer die Therapie, die das selbstständige Handeln der Patienten am wenigstens einschränkt. Doch wie kommuniziert man im Sinne des Empowerments? Ziel des Empowerments ist die Selbstbefähigung bzw. die größtmögliche Erhaltung von Selbstständigkeit und Selbstbestimmung. Demnach zielt eine empowernde Therapeuten-Patienten-Kommunikation auf die Selbstbefähigung der Patienten ab. Sie sollen konsequent zu Experten ihrer eigenen Gesundheit werden – sofern sie es nicht bereits sind – und aktiv den Therapieprozess mitgestalten. Damit dies gelingen kann, sind folgende Punkte zu berücksichtigen:

- **Intensive Anamnese**
  Um die Ressourcen Ihrer Patienten kennenzulernen, bedarf es einer genauen **Anamnese.** Wer sitzt Ihnen da überhaupt gegenüber? Gibt es eine intakte Familie oder einen tragfähigen Freundeskreis im Hintergrund? Auf welche Therapien wurde in der Vergangenheit besonders gut angesprochen? Welche Hobbies oder Interessen hat Ihr Gegenüber? Welcher sozialen Schicht gehört der Patient an? Welches medizinische Grundwissen kann vorausgesetzt werden? Kurz gesagt, je besser Sie Ihre Patienten kennenlernen, desto mehr erfahren Sie auch über deren individuelle Stärken.
- **Aufklärung**
  Versorgen Sie Ihre Patienten mit ausreichenden und vor allem verständlichen **Informationen** und entsprechendem **Infomaterial.** Patienten können nur selbstständig und motiviert an der Therapie teilnehmen, wenn sie wissen, worum es überhaupt geht. Vergessen Sie nicht, im Rahmen einer intensiven **Rollenklärung** aufzuzeigen, was Sie anbieten können und was nicht. Erklären Sie, was Sie tun und warum Sie es tun.
- **Wahlmöglichkeiten**
  Geben Sie Ihren Patienten die Wahl zwischen zwei gleichwertigen Therapien, wann immer dies möglich ist. **Wahlmöglichkeiten** fördern die Motivation und vermitteln Respekt und eine gewisse Wertschätzung. Respektieren Sie, sofern medizinisch vertretbar,

die Vorlieben und Meinungen Ihrer Patienten. Dabei ist wichtig, die einzelnen Wahlmöglichkeiten auf zwei bis maximal drei Optionen zu beschränken. Dies verhindert, dass es zu einer Überforderung der Patienten kommt.

- **Ressourcenorientierung**
  Sprechen Sie gezielt über die **individuellen Stärken** Ihres jeweiligen Patienten. Das können physische oder psychische Stärken sein oder auch günstige Rahmenbedingungen im Patientenumfeld wie etwa eine intakte Familie, eine gute Infrastruktur in der näheren Umgebung etc. Scheuen Sie sich nicht, laut vor Ihren Patienten zu überlegen, wie man diese Ressourcen noch besser nutzen könnte.
- **Reflexions- und Feedbackmöglichkeiten**
  Eine tatsächliche Stärkung der Selbstbefähigung bedarf echter Möglichkeiten zur Einflussnahme und Korrektur seitens der Patienten. Dazu sollten Sie in regelmäßigen Abständen kurze **Reflexions- und Feedback-Einheiten** in die Therapieplanung einbauen. Was war hilfreich? Was eher nicht? Was wünschen sich die Patienten von Ihnen? Welche Verbesserungsvorschläge haben sie? Dieses Feedback erleichtert die weitere Therapieplanung und teilt die Verantwortung besser auf. Mit der **Mitbestimmung** kommt auch gleichzeitig mehr **Verantwortung** auf die Patienten zu. Eine weitere Möglichkeit, zu wachsen.

Die Berücksichtigung dieser einfachen Punkte gibt Ihren Patienten Raum, sich in die Therapie einzubringen und ihre eigenen Stärken einfließen zu lassen. Dies gilt ebenso für die Arbeit mit Angehörigen. Allerdings ist Empowerment, wie bereits angedeutet, nicht überall gefragt. Generell **kontraindiziert** ist **Empowerment in akuten Krisen.** Krisen, besonders psychische, zeichnen sich unter anderem durch eine massive Verengung der persönlichen Handlungsspielräume aus. Dies kann so weit führen, dass die betroffene Person praktisch keinen Ausweg mehr sieht. Die Krise entscheidet, das Individuum steht auf der Kippe. In dieser instabilen Überforderungssituation sollten Sie als Profi ganz klar das Ruder in die Hand nehmen. Selbstbestimmung und Selbstbefähigung sind erst dann wieder gefragt, wenn der Patient die Gefahrenzone wieder verlassen hat. Ebenso verhält es sich mit Patienten, die für sich oder andere aufgrund ihres Krankheitsbildes eine reale oder potenzielle Gefährdung darstellen. Sicherheit geht vor, und ein toter Mensch ist erwiesenermaßen der unselbstständigste von allen.

Stark sedierte, komatöse Patienten, Apalliker etc. können natürlich keine Wahl treffen oder sich über ihren Gesundheitszustand informieren. Sie werden auch ein intensives Anamnesegespräch nicht zu schätzen wissen. Hier übernehmen, soweit möglich, die Angehörigen die Funktion der Selbstbestimmung, wenn auch in sehr eingeschränktem Maße. Natürlich weiß der Vater der kleinen R. nicht, wie es in ihr, entrückt und tief im Koma, ausschaut. Und trotzdem ist er mehr Experte als Sie es jemals sein können. Daher ist er eine Ressource der Patientin R. Er kann praktisch subsidiär für sein Kind empowert werden. Allerdings muss hier ebenfalls die Kontraindikation der Krise ausgeschlossen werden, in der natürlich auch Angehörige stecken können.

Bevor wir uns einem kleinen Beispiel aus der Praxis zuwenden, sollten Sie bedenken, dass Empowerment, genau wie die meisten in diesem Buch erläuterten Ansätze, nicht nur bei Ihren Patienten zum Einsatz kommen kann. Sie können auch Ihre Kollegen, Praktikanten, Vorgesetzten und Ihre eigene Familie empowern. Vielleicht gelingt es Ihnen sogar, sich mit der Macht Ihrer Gedanken selbst zu empowern? Schauen Sie sich nun das folgende Beispiel an.

Kommunikationsbeispiel 1 für Empowerment

Therapeut	Wollen wir das Training drinnen oder draußen machen?
Patientin	Das ist mir egal, wie Sie wollen.
Therapeut	Aber Sie haben mir doch letzte Woche erzählt, dass Sie so eine begeisterte Hobbygärtnerin sind. Wir könnten das Training direkt bei den Hochbeeten machen.
Patientin	Wäre das möglich?
Therapeut	Natürlich!
Patientin	Na, dann sehr gern draußen.
Therapeut	Sie werden sich wundern, was da alles wächst. Die Beete sind vorletzte Woche neu bepflanzt worden.
Patientin	Blumen oder auch Küchenkräuter?
Therapeut	Das werden wir sehen. Übrigens können Sie gern einmal probeweise bei der Gartengruppe mitmachen, wenn Sie das interessiert.
Patientin	Ach, ich weiß nicht, glauben Sie denn, dass ich dazu fit genug bin?
Therapeut	Was glauben denn Sie?
Patientin	Also, mit dem Rollator müsste ich es schaffen …
Therapeut	Schauen Sie, hier hab ich den Flyer von der Gartengruppe. Da stehen alle Infos drin. Sie können es sich ja noch überlegen.
Patientin	Danke, das werde ich.

Therapeut	Super, dann schauen wir jetzt mal nach den Beeten. Also wenn ich mich damit auskennen würde, würde ich an Ihrer Stelle auf dem kleinen Patienten-Balkon Tomaten ziehen.
Patientin	Die dauern zu lange, aber Kresse vielleicht.
Therapeut	Sehen Sie, ich kenne mich wirklich nicht mit Pflanzen aus.
Patientin	Das kann ich Ihnen beibringen (lacht).

Einige Wochen später hat sich der empowernde Ansatz bereits bezahlt gemacht.

Kommunikationsbeispiel 2 für Empowerment

Patientin	(wartet mit dem Rollator am Hochbeet) Wo bleiben Sie denn?
Therapeut	Wieso? Wir haben 13 Uhr vereinbart, jetzt ist es fünf Minuten vor …
Patientin	(winkt ungeduldig ab) Schon, aber schauen Sie doch … (deutet zum Himmel). Da ziehen schon wieder Wolken auf. Ich fürchte, es wird heute noch regnen, und dann müssen wir wieder hinein.
Therapeut	(lächelt gutmütig) Meinen Sie nicht, dass das Wetter noch 45 Minuten halten wird?
Patientin	Doch, doch. Und wenn es ein wenig zu nieseln beginnt, nun ja, wir sind ja nicht aus Zucker, oder (lächelt verschwörerisch)?
Therapeut	Also ich sicherlich nicht.
Patientin	Ich auch nicht … Wissen Sie, ich war mein ganzes Leben an der frischen Luft. Ich war als Kind nie krank. Mein Vater meinte immer, dass ich eine Rossnatur habe.
Therapeut	(lacht).
Patientin	Aber legen wir lieber los, bevor es sich ganz zuzieht (deutet erneut auf den Himmel). Was haben Sie sich denn heute ausgedacht?
Therapeut	Also, ich dachte, wir machen mit der Übung weiter, mit der wir beim letzten Mal nicht fertig geworden sind.
Patientin	Gut, aber vorher müssen Sie sich noch meine Kapuzinerkresse anschauen.

Sie sehen, dass die Patientin in diesem Fallbespiel durch konsequentes Empowerment immer selbstbewusster wird. Zum Abschluss möchte sie selbst Wissen weitergeben und aktiv sein. Sie wird zur treibenden Kraft. Mangelnde Motivation ist in diesem Therapieverlauf längst kein Thema mehr.

Zur Reflexion

Empowerment kann Ihren Arbeitsalltag vereinfachen und bereichern. Anhand der folgenden Fragen können Sie überlegen, wie Sie bei Ihren Patienten Selbstbestimmung und Selbstbefähigung fördern können.

- Was wissen Sie über den sozialen und familiären Hintergrund Ihrer Patienten? Inwieweit nutzen Sie dieses Wissen für Ihre Therapieplanung?
- Was halten Sie von der Aussage: Der Patient ist Experte für seinen Körper und für seine Seele? Welche Chancen sehen Sie in dieser Haltung? Welche Bedenken haben Sie?
- Reflektieren Sie Ihren eigenen Arbeitsplatz. Ist dieser Ort dazu geeignet, die Selbstbestimmung zu fördern? Wenn nicht, was müsste verbessert werden, damit Ihre Patienten und deren Familien selbstbefähigt werden?
- Wie viel Mitspracherecht räumen Sie Ihren Patienten bei der Therapieplanung ein?

F Fragetechniken oder warum der Weg manchmal bereits das Ziel ist

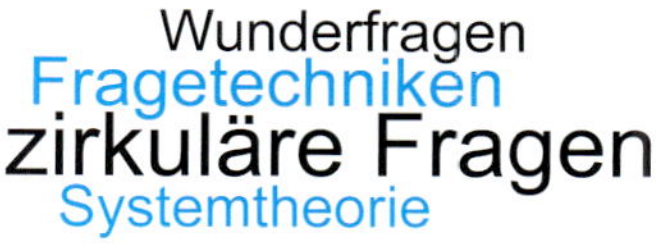

Abb. F.1 Themenfeld Fragetechniken

▶ Abb. F.1

Eine Königsdisziplin **der systemischen Gesprächsführung** – die gleich nach dem aktiven Zuhören kommt – ist, wie sollte es anders sein, die **Frage.** Die Frage? Sie haben richtig gehört, die Frage und nicht die Antwort ist entscheidend. In der systemischen Denkweise geht man davon aus, dass Systeme, zu denen auch wir Menschen zählen, träge sind. Besonders Problemsysteme neigen dazu, immer wieder ähnliche Probleme zu produzieren, und da wir bei lebenden Systemen nie hundertprozentig wissen wie sie funktionieren, sie also im Unterschied zur Kaffeemaschine relativ unberechenbar sind, bleibt uns nichts anderes übrig als sie liebevoll zu stören – in der Hoffnung, dass sie dann etwas anderes als Probleme hervorbringen werden. Mit anderen Worten: Macht ein Mensch ständig Schwierigkeiten, so muss man ihn behutsam irritieren, also aus seinem offensichtlich sehr negativen Konzept bringen. Man versucht, einen **Umdenkprozess** zu initiieren. Dafür eignet sich die Frage besser als andere Arten der Intervention, da sie das Gegenüber zum Nachdenken einlädt und somit aktiv integriert. Die systemische Art des Fragens unterscheidet sich von anderen Fragen vor allem dadurch, dass sie nicht auf die Antwort zielt, sondern in erster Linie auf einen Umdenkprozess bei der befragten Person. Damit sind **systemische Fragen autoreferenziell,** sie verweisen auf sich selbst zurück, statt linear auf eine Antwort zuzusteuern. Behält man im Hinterkopf, dass man mit der Frage keine Antwort haben, sondern einen möglichst umfassenden Umdenkprozess starten will, wird klar, dass sich einfache Fragen, die mit ja oder nein beantwortet werden können, dafür nicht eignen. Aber wie müssen systemische Fragen gestellt sein, damit sie wirken? Beispielhaft für eine ganze Reihe von ähnlichen Fragetechniken lassen sich die **Klassiker**

der systemischen Kommunikation in drei Kategorien von Fragen zusammenfassen:

- **Zirkuläre Fragen**
  Wie der Name schon andeutet, beschreibt die zirkuläre Frage eine Art Kreis. Sie soll nicht linear auf eine eindeutige Antwort zielen, sondern einen möglichst komplexen Denkprozess zum abgefragten Thema in Gang setzen. Damit es richtig schwierig wird, werden verschiedene Ebenen in eine relativ normale Frage einbezogen. Dafür stehen uns die **außenperspektivische Ebene,** die **zeitliche Ebene** und die **situative Ebene** zur Verfügung. So wird aus dem einfachen „Wie geht es Ihnen heute" unter Hinzunahme der außenperspektivischen Ebene ein „Was würde denn Ihre Frau sagen, wie es Ihnen heute geht?" Aber es geht bei Einbeziehung der zeitlichen Ebene noch komplexer: „Sie haben mir doch erzählt, dass Ihre Kinder am Wochenende zu Besuch kommen. Was, glauben Sie, werden die am Samstag sagen, wenn sie Sie sehen? Was, glauben Sie, denken Ihre Kinder, wie es Ihnen momentan geht?" Aber es geht tatsächlich noch komplizierter! Bei Einbeziehung aller Ebenen könnte aus der simplen Frage nach dem Befinden folgende Frage werden: „Stellen Sie sich vor, ich träfe Sie und Ihre Gattin in vier Wochen, also nach Ihrer Entlassung. Woran würde ich erkennen, dass es Ihnen besser geht als während Ihres Aufenthaltes bei uns?" Wie bereits beschrieben, ist die Antwort nicht entscheidend. Selbst wenn der Patient die Frage nicht gleich beim ersten Mal versteht oder keine Antwort darauf weiß, vertrauen Sie auf die Kraft der liebevollen Irritation. Natürlich ist diese Art der Unterschiedserzeugung nur bei orientierten und kognitiv belastbaren Patienten indiziert. Verwirrte Personen darf man nicht noch weiter irritieren.
- **Wunderfragen**
  Die **Wunderfrage** ist eine **klassische Entlastungsintervention.** Sie eignet sich besonders für Patienten, die in einer Art „Problem-Trance" gefangen sind. Der Kopf schwirrt nur so von negativen Gedanken und Ängsten, sodass wenig Platz für anderes bleibt. Auch in diesem Fall wird nicht eine bestimmte Antwort abgefragt. Die Wunderfrage soll der gefragten Person erlauben, gedanklich aus der problembeladenen Wirklichkeit auszusteigen und kurz im Land der positiven Fantasien zu verweilen. Bei der Wunderfrage wird immer eine entspannende, positivere Situation als die momentane abgerufen. „Haben Sie das mit den Euro-Millionen gehört? 3,4 Millionen Euro sind im Jackpot. Was würden Sie mit so viel Geld tun?" Oder bei Kindern: „Stell dir vor, ich

wäre eine gute Fee und du hättest drei Wünsche frei." Oder für weniger fantasievolle Zeitgenossen: „Ja, ja, nochmal 17 sein … Ich würde sicher vieles anders machen. Was würden Sie machen, wenn Sie heute nochmal 17 Jahre alt wären?" Ihrer Kreativität sind bei dieser Form der Fragestellung keine Grenzen gesetzt. Lediglich zwei Dinge müssen Sie beachten: Erstens darf die Wunderfrage zwar heiter, aber niemals lächerlich auf Ihre Patienten wirken, da sich diese sonst nicht ernst genommen fühlen. Zweitens sollten Sie darauf achten, dass Ihr Gegenüber nicht wieder in den Problem-Trance verfällt – wie etwa: „Nochmal 17? Bloß nicht, als ich 17 war, herrschte in ganz Europa Krieg. Ich hab schon so viel erdulden müssen." Wählen Sie also harmlose Fragen, die möglichst viel Spielraum für entlastende Gedanken schaffen.

- **Frage nach der Ausnahme**
  Bei stark betroffenen Patienten entsteht zuweilen der Eindruck, als würde die Krankheit oder ein bestimmtes Symptom das komplette Leben beherrschen. Da tut plötzlich nicht mehr nur der Rücken, sondern einfach alles weh. Da war plötzlich nicht nur die letzte Zeit sehr schwierig, nein, das ganze Leben scheint mehr oder weniger sinnlos. In solchen Fällen macht es Sinn, mit einer Frage bewusst die Aufmerksamkeit auf problemlose Situationen zu lenken. Fragen Sie Zeiten und Situationen ab, in denen das Problem nicht besteht und in denen es viel besser geht. Sie können auch nach Körperteilen suchen, die von dem Problem nicht betroffen sind und noch einwandfrei funktionieren. Das kann manchmal ein langwieriges Unterfangen sein – suchen Sie z. B. mit dem chronischen Schmerzpatienten E. das Körperteil, welches noch schmerzfrei ist. Aber die Mühe lohnt sich. „Und wenn Sie mal einen Tag keine Übelkeit verspüren, wie ist dann Ihr Tagesablauf?" Sie werden häufig bereits an Tonlage und Stimme Ihres Gegenübers merken, dass allein der Gedanke an einen Tag ohne Übelkeit die Stimmung hebt.

Für die hier vorgestellten **Fragetechniken** eignen sich natürlich noch zahllose weitere Fragen, um Unterschiede zu erzeugen. Wichtig bei den **systemischen Fragen** ist die **Abkehr von der Antwort als Frageziel.** Ziel ist in diesem Fall eigentlich der Weg zur Antwort, sprich der Umdenkprozess bei der befragten Person. In der Praxis greift man zu solchen Interventionen natürlich nur, wenn es die Situation erfordert, also bei stark belasteten oder ständig klagenden Patienten.

Kommunikationsbeispiel 1 für Fragetechniken

Patientin	Mit mir ist wirklich nichts mehr los. Das ist alles ein Elend mit mir.
Therapeut	Was ist denn los?
Patientin	Ach nichts, alles wird einfach immer schlechter mit mir ... Die ganze Therapie ist eigentlich sinnlos.
Therapeut	Aber das ist ja erst Ihre erste Woche in der Reha.
Patientin	Die ganze Reha bringt ja bei so einem alten Menschen wie mir nichts mehr.
Therapeut	Na, ich glaub schon, dass ...
Patientin	Ach, Sie müssen das ja zu uns alten Leuten sagen ...
Therapeut	Was glauben Sie, wenn wir uns in ... sagen wir mal vier Wochen wiedersehen ... und ich dann z. B. Ihren Mann frage, ob es Ihnen besser geht als vor der Reha. Was wird Ihr Mann dann antworten?
Patientin	Was???
Therapeut	Ach so. Das war jetzt etwas kompliziert ...
Patientin	???
Therapeut	Dann anders gefragt, wenn Sie morgen Ihre Kinder anrufen und sagen, dass Sie die Reha abbrechen, weil die ja sowieso nichts bringt, was werden Ihre Kinder dann sagen?
Patientin	Was? Also ich will ja nicht abbrechen ...
Therapeut	Egal. Wollen Sie dann überhaupt noch Therapie haben heute?
Patientin	Na, sicher, jetzt bin ich ja schon da!?
Therapeut	Gut, dann starten wir gleich. Ach übrigens, haben Sie schon gehört, dass wir endlich eine neue Regierung haben?
Patientin	Ich interessiere mich nicht für Politik.
Therapeut	Und wenn Sie selbst Kanzlerin wären?
Patientin	Naja, dann würde es anders ausschauen in diesem Land (lacht).
Therapeut	Das denke ich mir. Was würden Sie denn als erstes abschaffen?
Patientin	Na, die Steuern (lacht herzlich).
Therapeut	Dann hoffe ich, dass Sie bald in die Politik wechseln (lacht auch).

So oder so ähnlich können systemische Fragen in die Kommunikation mit Ihren Patienten eingebaut werden, um hinderliche Denkmuster aufzuweichen und Unterschiede im Erleben und Verhalten zu erzeugen. Auch im nächsten Beispiel hilft eine kleine, aber liebevolle Irritation weiter.

Kommunikationsbeispiel 2 für Fragetechniken

Therapeut	So, M., jetzt gehen wir wieder hinüber zum Ergometer.
Patient	Ich habe aber heute keine Lust (wirkt trotzig).
Therapeut	So? Darf ich fragen warum nicht? Letzte Woche warst du noch so begeistert vom Ergometer-Training (wirkt erstaunt).
Patient	(schüttelt heftig den Kopf) Nein, ich habe keinen Bock mehr darauf!!!
Therapeut	Gut! Dann machen wir heute eben noch etwas mit den Bällen und vielleicht hast du ja morgen wieder Lust aufs Ergometer (wendet sich den Bällen zu).
Patient	Nein! Nein! Nein (stampft zu jedem Nein mit dem Fuß auf)! Ich hab auch keinen Bock auf die Bälle …
Therapeut	(fährt ruhig fort) Möchtest du mir erzählen, warum du plötzlich auf nichts mehr Lust hast?
Patient	Nein, ich habe einfach keine Lust!!!!
Therapeut	Sollen wir dann für heute aufhören?
Patient	Nein.
Therapeut	(schaut verwundert) Gut … hmmm … aber du hast doch gesagt, dass du auf nichts Lust hast.
Patient	Ja (sieht trotzig zu Boden).
Therapeut	Und du möchtest mir wirklich nicht erzählen, warum du zu nichts mehr Lust hast?
Patient	Keine Ahnung, ist halt jetzt so.
Therapeut	Und … (macht eine kleine Pause) … hättest du auch keine Lust, wenn ich eine supergute Fee wäre, bei der du einen Wunsch frei hättest?
Patient	(schaut interessiert) Warum nicht drei? Gute Feen erlauben immer drei Wünsche!
Therapeut	Tja, das ist aber nur bei normalen guten Feen so, nicht bei superguten Feen!
Patient	(muss nun grinsen) Die gibt's ja gar nicht …
Therapeut	Aber wenn es sie gäbe, dann würden sie dir nur einen einzigen Wunsch erlauben. Aber das könnte dann auch sein, was immer du willst.
Patient	Egal was?
Therapeut	Genau! Was würdest du dir denn wünschen?
Patient	(überlegt kurz) Eine Katze, die sprechen kann. So wie die P. im Fernsehen.
Therapeut	Ja, die ist toll, oder? Was würdest du denn mit der Katze reden wollen?
Patient	Na, alles, die wäre mein Freund.

F

Therapeut	Da kommt mir eine Idee. Spielen wir zum Abschluss noch etwas Katze, ok? Aber mit den Bällen ... wir stellen uns einfach vor, dass die Bälle Wollknäule sind, die wir als Katzen mit den Pfoten herumschieben.
Patient	Jaaaaa ... und ich heiße im Spiel wohl P.

Die im Dialog verwendete Wunderfrage holt das Kind relativ rasch aus der Verweigerungshaltung heraus. Auch wenn es vielleicht nicht immer auf Anhieb so leicht funktioniert, probieren Sie es aus. Sie werden überrascht sein, wie viele Menschen sich durch Fragetechniken aus einer düsteren Stimmung herauslocken lassen.

Zur Reflexion

Abschließend noch einige Anregungen, um systemische Fragen in Ihrem praktischen Berufsalltag auszuprobieren und dort einzubauen:

- Überlegen Sie konkret, zu welchem Ihrer Patienten welche Wunderfrage passt. Wen können Sie mit einer guten Fee konfrontieren, wer sieht sich lieber als Lotto-Millionär?
- Wie würden Sie die lineare Frage „Was hat Ihnen an der Therapie am besten gefallen?" in eine zirkuläre Frage umwandeln? Denken Sie dabei an die außenperspektivische, die zeitliche und die situative Ebene, die Sie einbauen können.
- Wie häufig haben Sie in der letzten Woche Ihre Patienten nach Dingen gefragt, die nichts mit ihrem gesundheitlichen Problem zu tun haben? Versuchen Sie, in der kommenden Woche doppelt so häufig nach solchen Sachen zu fragen. Sollten Sie Ihre Patienten noch nie danach gefragt haben, dann fangen Sie umgehend damit an.
- Was würden Sie tun, wenn Sie einen Tag lang auf dem englischen Thron säßen?

G Gewaltfreie Kommunikation oder warum Ratschläge auch wehtun können

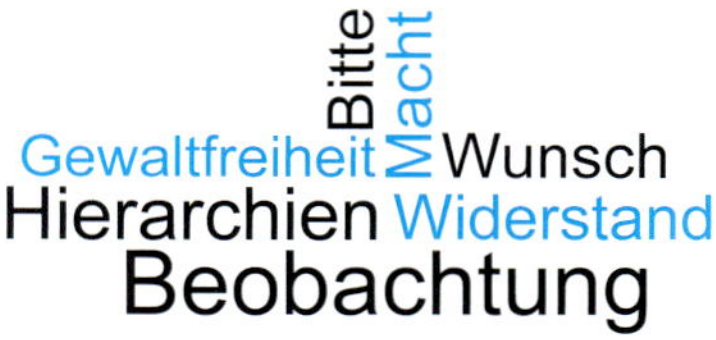

Abb. G.1 Themenfeld Gewaltfreie Kommunikation

▶ Abb. G.1

Druck erzeugt – welch Überraschung – Gegendruck bzw. Widerstände. Das ist allgemein bekannt. Weniger bekannt sind Wege, wie man wirklich ohne Druck mit seinem Gegenüber kommunizieren kann. Unter **gewaltfreier Kommunikation** versteht man eine Art, mit anderen zu kommunizieren, ohne diese unter Druck zu setzen, ohne Machtgefälle auszunutzen oder ohne zu manipulieren. Gewaltfreie Kommunikation zielt auf den **Aufbau eines Vertrauensverhältnisses** ab. Das Konzept wurde von **Marshall B. Rosenberg** entwickelt und fußt auf der humanistischen Idee, dass wir Menschen eigentlich freundliche, soziale Wesen sind. Als solche sind wir in der Lage, Konflikte unter günstigen Bedingungen zu lösen, ohne viel Porzellan zu zerschlagen oder Bomben und Granaten zu werfen – was wiederum unseren Alltag wesentlich angenehmer gestaltet. Trotz der Begrenztheit dieser Annahme – denken Sie an Ihren klinischen Alltag (wie oft müssen Sie Ihre Patienten zu ihrem Glück förmlich zwingen?) – können Sie sich durch gewaltfreie Kommunikation vor vielen unnötigen Auseinandersetzungen schützen und zusätzlich noch auf der Sympathieskala punkten.

Wie aber funktioniert gewaltfreie Kommunikation? Zunächst einmal die gute Nachricht: Gewaltfreie Kommunikation ist mehr eine Grundhaltung als eine spezielle Technik, was bedeutet, dass Sie sich keine Gedanken über kleinliche Formulierungen zu machen brauchen. Somit fügt sich das Konzept der gewaltfreien Kommunikation gut in den systemischen Rahmen dieses Buches ein. Erinnern Sie sich an die Einleitung? Die systemische Kommunikation arbeitet am liebsten mit Grundhaltungen und Beliefs. Gehen Sie einmal davon aus, dass Ihr Gegenüber Ihnen grundsätzlich gut gesonnen ist und gern von Ihnen verstanden werden möchte. Auch wenn Sie einen anderen Eindruck haben, bleiben Sie unbeirrt. Ihr Gegenüber weiß es vielleicht nicht besser, hatte eine schlimme Kindheit oder einfach einen schlechten Tag. Gelingt Ihnen dies, so ist das bereits die halbe Miete! Wenn Sie es nun noch schaffen, Ihr Gegenüber weder moralisch zu bewerten (gut/böse, unverschämt/nett etc.) noch zu vergleichen oder ständig etwas einzufordern, dann betreiben Sie schon das, was man unter gewaltfreier Kommunikation versteht.

Besondere Vorsicht ist bei Ratschlägen geboten: „Warum versuchen Sie es nicht einmal so?" Dieser wohlmeinend klingende Satz enthält bei genauer Betrachtung auch eine weniger freundliche Botschaft: „So wie Sie es bisher gemacht haben, funktioniert es wohl nicht." Trotzdem sollen Sie Ihre Meinung nicht für sich zu behalten. Im Gegenteil. Stellen Sie anderen bereitwillig Ihre Expertise zur Verfügung – aber nur, wenn diese auch gefragt ist. Ferner sollten Sie Ratschläge meiden, die eigentlich nichts anderes als versteckte Kritik sind. Kritik sollte immer konstruktiv sein, sonst wirkt sie schnell destruktiv und entmutigend, weil sich das Gegenüber nicht richtig auskennt.

Gewaltfreie Kommunikation lässt sich am besten üben, indem man versucht, die eigenen Äußerungen ausschließlich aus folgenden Bausteinen zusammenzubauen:

1. **Beobachtung**
   Eine Beobachtung ist nur eine Beobachtung, wenn sie keinerlei Wertung enthält. „Ich sehe, Sie sind schon wieder total aggressiv" oder „Ich habe bemerkt, dass Sie gar nicht richtig bei der Therapie mitmachen" sind keine Beobachtungen, sondern Interpretationen. Üben Sie sich im bloßen Beschreiben und meiden Sie Wörter, die per se bereits wertend sind. Vorsicht ist besonders bei Adjektiven (gut, schlecht, mäßig, erfolgreich etc.) geboten.
2. **Gefühl**
   Beobachtungen können, auch wenn sie wertfrei gemacht und beschrieben werden, ein Gefühl in uns auslösen. Gefühle, die durch die Beobachtung entstehen (Sicherheit, Unbehagen, Wut etc.), sollen Ihnen vor allem zur Selbstreflexion dienen. Erfüllt das beobachtete Verhalten Ihres Gegenübers grundsätzlich Ihre Erwartungen und Bedürfnisse oder wird ggf. ein Bedürfnis erst dadurch ausgelöst und ist demnach noch unbefriedigt? Beim Verbalisieren eigener Gefühle ist darauf zu achten, dass kein Druck erzeugt wird. Auch Gefühle lassen sich ohne Anschuldigungen und Wertungen beschreiben.

3. **Bedürfnis**
   Die durch die Selbstreflexion erkannten Bedürfnisse sollen in der gewaltfreien Kommunikation eher generalisiert und positiv formuliert werden. So spricht man in der gewaltfreien Kommunikation vom Bedürfnis nach Nähe oder Kontakt, nach Sicherheit oder Verständnis. „Ich möchte, dass du dich einfach änderst" wäre demnach kein Bedürfnis, das in die gewaltfreie Kommunikation gehört, sondern eine Forderung.
4. **Bitte**
   Aus dem erkannten Bedürfnis lässt sich gut eine Bitte formulieren. Für die gewaltfreie Kommunikation günstige Bitten sind keine Wünsche. Wünsche beziehen sich in der Regel auf die Zukunft und sind somit für Ihr Gegenüber nicht konkret erfüllbar. Auch dieses vage Vorausschauen in die Zukunft kann Druck erzeugen. Besser ist es, konkrete Bitten im Hier und Jetzt zu stellen.
   Ein Beispielsatz könnte in der Praxis demnach so oder so ähnlich klingen: „Wenn ich Sie so weinen sehe, dann macht mich das traurig. Deshalb würde ich morgen gern nochmal mit Ihnen allein reden. Vielleicht können wir ja etwas an Ihrer Situation ändern. Haben Sie morgen gegen 15:00 Uhr Zeit?"
   Gewaltfreie Kommunikation erfordert ein wenig Übung und vor allem genügend Disziplin, den eigenen Schweinehund zu überwinden. Häufig verlockt uns unsere eigene Position oder das Gefühl der eigenen Überforderung, Druck auf unser Gegenüber auszuüben. Damit werden Konflikte geschürt, Vertrauen verschenkt und der eigene Stress eher größer – züchtet man sich doch Feinde statt Freunde heran.
   Aber wie setzt man die gewaltfreie Kommunikation nun bei Konflikten im Alltag ein? Folgendes Beispiel aus der Praxis erläutert nochmals das Konzept der gewaltfreien Kommunikation und verdeutlicht dessen Vorteile.

Kommunikationsbeispiel 1 für gewaltfreie Kommunikation

Therapeut	Ich sehe, Sie benutzen wieder den Rollstuhl anstelle des Rollators.
Patient	Ja, weil mir das Gehen wehtut ...
Therapeut	Das denke ich mir, aber wir haben ...
Patient	(unterbricht) ... Ja, ja, da brauchen Sie überhaupt nicht so vorwurfsvoll zu schauen! Ja, Sie haben gesagt, ich soll den blöden Rollator benutzen. Aber wenn es mir wehtut, dann kann das ja nicht gesund sein. Sechs Wochen Therapie und nix geht voran ...

Therapeut	Das Gehen soll Ihre Muskulatur stärken. Das wird nach einiger Zeit auch die Schmerzen verringern.
Patient	Ach, das sagen Sie bereits seit Wochen. Ich soll täglich trainieren ... wie in einem Gefängnis komme ich mir vor ... Abnehmen, Sport machen, Rollator. Bald darf ich wohl nix mehr. Meine ganze Lebensfreude ist weg (beginnt mit weinerlicher Stimme zu reden). Und das in meinem Alter!!!
Therapeut	Hmm ... Ich sehe, dass Sie den Rollator nicht verwenden und ich höre von Ihnen, dass unser Therapieprogramm Sie unglücklich macht. Ich habe allerdings den Auftrag, mit Ihnen Physiotherapie zu machen, damit Sie wieder fitter werden. Das möchte ich auch gern tun. Damit wir nicht gegeneinander arbeiten, möchte ich Sie bitten, dass wir uns jetzt Zeit nehmen und nochmals gemeinsam die Ziele und den Ablauf der Therapie besprechen.
Patient	Ach, ich weiß nicht ... Ich bin heute schlecht gelaunt.
Therapeut	Das macht nichts.
Patient	Diese Hitze macht mir auch zu schaffen.
Therapeut	Für morgen wurde Regen angesagt.
Patient	Gott sei Dank.
Therapeut	Darf ich Ihnen dann einen Vorschlag machen?
Patient	(nickt).
Therapeut	Wie wäre es, wenn wir es für heute dabei belassen. Und morgen schauen wir uns das Ganze nochmals in einem Gespräch an. Um zehn Uhr?
Patient	Ja, dann bin ich hoffentlich auch nicht mehr so geladen.
Therapeut	(lacht).

Wie anders wäre das Gespräch verlaufen, wenn der Therapeut Druck ausgeübt hätte. Wie groß wäre der Widerstand beim Gegenüber geworden? Wie bereits erwähnt, schont gewaltfreie Kommunikation die Nerven und beugt Eskalationen vor. Im folgenden Gespräch handelt es sich um einen Konflikt innerhalb des Teams. Der Praktikant erscheint zum wiederholten Male zu spät zum Dienst.

Kommunikationsbeispiel 2 für gewaltfreie Kommunikation

Praktikant	Hallo! Ich hab den Bus wieder einmal verpasst (nimmt sich ein Glas Wasser).
Therapeut	Das ist heute schon das zweite Mal in dieser Woche ...
Praktikant	Ach, die zehn Minuten. Ich hab doch sicherlich noch nichts verpasst, oder?

G

Therapeut	Nein, hast du nicht, aber ich habe das Gefühl, dass es dir nicht so wichtig ist, dass du pünktlich kommst. Ist das richtig?
Praktikant	Naja, solange ich nichts verpasse … Außerdem ist das ja nur Praktikum, ich darf ja sowieso nichts allein machen.
Therapeut	Das stimmt! Allerdings ist es mir wichtig, dass du hier erlebst, was es heißt, wenn man in unserem Beruf tätig ist. Und da ist Pünktlichkeit ein wichtiger Teil unserer Arbeit. Gerade wenn man so viele Patienten und Patientinnen hat wie wir hier.
Praktikant	Ok, morgen werde ich sicher pünktlich sein!
Therapeut	Ja, das wäre auch meine Bitte.
Praktikant	Hab schon verstanden! Es kommt nicht wieder vor.
Therapeut	Schön. Ich möchte auch, dass wir solche Dinge offen besprechen können. du sollst ja von deinem Praktikum profitieren. Und ich denke, dass das nur möglich ist, wenn du erfährst, was es heißt, therapeutisch zu arbeiten – mit allen Vor- und Nachteilen.
Praktikant	Ja, das will ich ja auch.

Aus dieser Situation kann sich ein konstruktiver Dialog entwickeln, der mit Schimpfen und Vorhaltungen sicherlich nicht so einfach erreicht würde.

Zur Reflexion

Nun sind Sie an der Reihe. Folgende Fragen sollen Ihnen einen kleinen Anreiz für Ihre Experimente mit gewaltfreier Kommunikation geben:

- Wie häufig verwenden Sie im Gespräch mit Kollegen und Patienten bewertende Formulierungen (gut, schlecht, blöd etc.) – und wie viele dieser Bewertungen brauchen Sie tatsächlich, um effektiv zu kommunizieren?
- Wann haben Sie zum letzten Mal mit einem Patienten über Ihre Bedürfnisse als Therapeut gesprochen?
- Wann sind Sie zum letzten Mal um etwas gebeten worden und wie fühlten Sie sich dabei?
- Versuchen Sie, Ihre letzte Therapieeinheit zu reflektieren. Was waren Ihre Beobachtungen und wie haben Sie diese bewertet? Welche anderen Bewertungsmöglichkeiten gibt es noch?
- Was macht Ihnen selbst Druck und wie gehen Sie damit um?

H Holistische Kommunikation oder warum alles Ressource sein kann

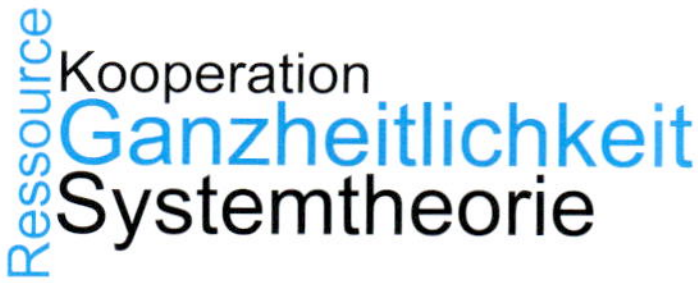

Abb. H.1 Themenfeld Holistische Kommunikation

▶ Abb. H.1

Holistische oder **ganzheitliche Kommunikation** ist kein neues Konzept oder eine der vielen klugen Theorien, sondern in diesem Kapitel ganz wörtlich zu nehmen, sozusagen Kommunikation mit „Händen und Füßen", Zunge, dem Raum, der Sie umgibt, kurz: **Kommunikation mit allen Mitteln.** Der Begriff „Kommunikation" suggeriert dem modernen westlichen Menschen zunächst einmal Vorgänge, die mit Sprache zu tun haben. Nach kurzer Reflexion wird man sich vielleicht noch an die Bedeutung der Körpersprache erinnern – ja, es gibt auch **nonverbale Kommunikation.** Wer dabei aber nur an die angeblich negative Wirkung verschränkter Arme o. Ä. denkt, hat weit gefehlt: Wir Menschen verfügen neben Sprache, Schrift und Körpersprache noch über ein riesiges Paket weiterer Möglichkeiten, um mit unserer Umwelt zu kommunizieren. Viele davon sind sozial erlernt und kulturell bedingt: Rote Rosen bedürfen keiner weiteren Erklärung. Ebenso verhält es sich mit einer absichtlich fest zugeschlagenen Stationszimmertür. Aber auch bei solch einem „Wink mit dem Zaunpfahl" ist noch lange nicht Schluss. Die gesamte Beauty- und Kosmetikindustrie beruht auf dem menschlichen Wunsch, mit der Umwelt in Kontakt zu treten – und das auf besonders verführerische Art und Weise. Bei genauerer Betrachtung gilt Ähnliches wahrscheinlich z. T. auch für die Fitnessindustrie. Aber auch der prächtige Vorgarten eines schicken Reihenhauses versendet Botschaften an die Passanten: Wer hier wohnt, ist ordentlich und relativ wohlhabend. Soziale Netzwerke und neue Medien ermöglichen es zudem, solche Botschaften einem weltweiten Publikum zugänglich zu machen. Auch die dunkle Kutte eines Priesters oder der weiße Kittel einer Apothekerin vermittelt der Umwelt bestimmte Inhalte. Freilich ist Kleidung häufig auch ein gewisser Teil der Identität der Person, die in ihr steckt. Dies zeigt allerdings, dass Kommunikation kein abgegrenzter Bereich ist. Es gibt nicht das Ich da, und die Umwelt hier. Menschen sind Individuen, die immer gleichzeitig Teil einer Gemeinschaft oder zumindest einer Umwelt sind, von der sie abhängig sind. Kurzum: In einer ständig präsenten Umwelt kommunizieren wir permanent, da wir als Teil dieser Umwelt gar nicht anders können. Wie viel wir von dieser dauernd ablaufenden Kommunikation bewusst steuern, sei dahingestellt – ein besonders großer Prozentsatz wird es nicht sein. Zu häufig handeln wir unbewusst. Zu eingeschränkt und zu gefiltert ist unsere Wahrnehmung und nicht zuletzt fehlt uns häufig das soziale oder kulturelle Wissen, um die Botschaften, die uns die Umwelt sendet, zu entschlüsseln. Ein schönes Beispiel dafür finden wir bereits in der Antike. Caesars „De bello Gallico" ist voll von Beschreibungen der Lebensweisen der alten Kelten, die merkwürdig anmuten. Heute weiß man aus archäologischen Funden, dass einiges davon absichtlich oder unabsichtlich falsch berichtet wurde. Dem machthungrigen Caesar möge dies verziehen sein. Ihm ging es wahrscheinlich nicht viel anders als den weißen Missionaren, die noch im 19. Jahrhundert auf Stämme im fernen Dschungel stießen, welche sie das Fürchten lehrten. Natürlich sahen die Missionare, was diese Menschen so alles trieben, allerdings fehlten ihnen ohne kulturelles Verständnis für die Gegenseite jegliche Möglichkeiten zu begreifen, was sie da sahen. Und trotz aller Missverständnisse und Kommunikationsfallen können wir kaum anders als mit dem Umgegebenen in Austausch zu treten. Wir tun dies mit allen, wirklich allen Mitteln: mit unserem Körper und Geist, unseren Organen, Lauten, Bewegungen, unserer Kleidung, mit den Dingen, die uns umgeben, mit anderen Individuen – alles kann für die Kommunikation genutzt werden. Und um genau dies zum Wohle der eigenen Kommunikationsfähigkeit nutzen zu können, brauchen Sie sich eigentlich nur bewusst zu machen, dass Sie schier unendlich viele Möglichkeiten haben, um diverse Botschaften zu versenden. Natürlich gehört auch ein wenig Mut dazu, Neues auszuprobieren.

An dieser Stelle möchte ich das eben Gesagte nochmals wiederholen: Sie haben in der Kommunikation uneingeschränkte Möglichkeiten! Alles in Ihrem Umfeld kann theoretisch und auch praktisch zur Kommunikation mit anderen genutzt werden. Man könnte sagen, dass Sie über uneingeschränkte Ressourcen zum Ausbau Ihrer Kommunikationsmöglichkeiten verfügen. Ein kleines Beispiel: Patientin M. kommt mit einem dicken Wintermantel zur Behandlung und weigert sich, diesen abzulegen. Diskutieren? Ihr den Mantel ausziehen? Die Therapie abbrechen? Sie könnten auch einfach die Heizung voll aufdrehen. Sie sehen, worauf ich hinaus will: In der Kommunikation, ähnlich wie in Krieg und Liebe, bedienen wir uns der Mittel, die uns (vermeintlich) am ehesten ans Ziel bringen. Um dabei effektiv zu bleiben und nicht in die nächste Nervenheilanstalt eingewiesen zu werden, sollten Sie jedoch das Brett immer an der dünnsten Stelle anbohren. Jeder kennt die Erfolge der Delfintherapie mit autistischen Patienten. Trotzdem würde ich Ihnen nicht vorschlagen, Ihren Chef in der nächsten Teamsitzung zu bitten, einige Exemplare aus dem Aqua Zoo Florida-Süd zu bestellen, nur weil Sie gerade mit einem autistischen Kind arbeiten. Halten Sie lieber nach Interventionen Ausschau, die nach dem Motto „kleiner Aufwand, große Wirkung" funktionieren. Schenken Sie dem übelgelauntesten Ihrer Patienten doch einmal ein Überraschungsei, arbeiten Sie zur Abwechslung mal mit Musik, tragen Sie bei der Behandlung eines Kleinkindes eine rote Clownsnase … und lassen Sie sich nicht gleich von einer möglichen Irritation der Umwelt verschrecken. Sofern es nicht in Ihrer Intention liegt, ernsthaft zu provozieren, können keine schweren Unfälle passieren.

Besonders geeignet zum **Ausprobieren neuer Kommunikationsstrategien** sind:

- Einbau von Dingen, Verhaltensweisen, Aussagen, die bei den meisten Menschen positive Assoziationen auslösen (Humor, Blumen, Tiere, Kleidung, Düfte, Kinderzeichnungen etc.),
- Nutzung des Raums, der Ihnen für die Therapie zur Verfügung steht (Temperatur, Bilder an der Wand, Atmosphäre etc.),
- Einbau von Dingen, die stark auf der emotionalen Ebene wirken (Musik, Kunst, Licht, etc.).

Ihre Kreativität wird mit allem, was Sie ausprobieren, wachsen. Das nachfolgende Praxisbeispiel zeigt, wie man auch mit ungewöhnlichen nonverbalen Techniken im Gespräch punkten kann.

Kommunikationsbeispiel 1 für holistische Kommunikation

Patientin	Ach, Sie sind es schon wieder … Habe ich jetzt täglich Therapie?
Therapeut	Guten Morgen. Ja, ich komme jetzt täglich zu Ihnen! Diese Woche werde ich immer um 10:00 Uhr zu Ihnen kommen.
Patientin	Dann versäum ich ja meine Lieblingsradiosendung Naja, das war ja klar …
Therapeut	Ach ja, da steht ja ein Radio. Ihr Gerät?
Patientin	Hat mir mein Enkel besorgt.
Therapeut	Darf ich (geht zum Radio)?

Patientin	Sicher, oben links schaltet man an.
Therapeut	(schaltet das Radio ein und beginnt zur Musik zu tanzen).
Patientin	(lacht) Sehen Sie, Ihnen gefällt die Musik auch. Da kann man anrufen und sich etwas wünschen.
Therapeut	Wissen Sie was? Wenn Sie mir versprechen, dass Sie die Musik nicht von der Therapie abhält, könnten wir ja zumindest morgen einmal Ihre Radiosendung während der Therapie hören, leise zwar, damit wir die anderen nicht stören ...
Patientin	Ja, stört Sie denn das nicht?
Therapeut	Wenn es Sie nicht stört?
Patientin	Nein, nein, ich liebe diese Musik!
Therapeut	Na fein, dann machen wir es so.
Patientin	(lacht) Aber tanzen kann ich noch nicht mit Ihnen.
Therapeut	(lacht auch) Das kommt schon noch.

Man kann also manchmal auch mit kleinen kreativen Lösungen mehr erreichen als mit tausend Worten.
Auch das nächste Beispiel kommt ohne viele Worte aus.

Kommunikationsbeispiel 2 für holistische Kommunikation

Therapeut	So, das war's wieder für heute. Ich komme aber morgen um dieselbe Uhrzeit wieder zu Ihnen.
Patient	(sehr geschwächt, schüttelt langsam den Kopf und flüstert kaum verständlich) Nein.
Therapeut	Nein? Ich habe Sie aber auf meinem Therapieplan stehen.
Patient	(schüttelt erneut den Kopf).
Therapeut	Wollen Sie nicht, dass ich morgen wiederkomme?
Patient	(reagiert nicht, schließt nur erschöpft die Augen).
Therapeut	Dann würde ich sagen, dass wir einfach schauen, wie es Ihnen morgen geht.
Patient	(schüttelt erneut den Kopf, hebt sehr langsam eine Hand und streckt sie aus wie zum Handschlag).
Therapeut	(streckt ebenfalls die Hand in Richtung Patient) Darf ich?
Patient	(nickt kaum merklich).
Therapeut	(ergreift die Hand und drückt sie leicht, geht dann zum Nachttisch und bricht eine Blüte aus dem Blumenstrauß, dreht sich wieder zum Bett und lächelt).
Patient	(nickt und lächelt).

Ob der Patient wirklich am nächsten Tag verstorben ist, ist für dieses Beispiel unerheblich. Entscheidend ist, dass dem Wunsch, sich zu verabschieden, entsprochen wurde. Das Ergreifen der ausgestreckten Hand signalisiert: Ich habe verstanden, es geht um Abschied! Auch die Geste mit der Blüte – vielleicht als Erinnerung an den Patienten, vielleicht als Zeichen des Respekts vor dem sterbenden Menschen – wird offensichtlich positiv aufgenommen und sogar verstanden.

Zur Reflexion

Die nun folgenden Fragestellungen sollen Sie, liebe Leserinnen und Leser, dazu inspirieren, mehr Ressourcen in Ihre berufliche Kommunikation zu integrieren:

- Wie können Sie den Raum, in dem Sie normalerweise Ihre Patienten behandeln, für Ihre Kommunikation nutzen?
- Stellen Sie sich vor, Sie stellen einen „Kommunikationskoffer" für Ihre berufliche Tätigkeit zusammen. Was würde der Koffer enthalten? Welche der Gegenstände im Koffer besitzen Sie bereits? Wie würden Sie diese nutzen? Was hält Sie davon ab?
- Was macht ein herausforderndes Gespräch leichter? Was sorgt dafür, dass Sie sich in einer bestimmten Situation wohlfühlen? Was sorgt bei Ihnen eher für Unbehagen?
- Probieren Sie einmal, eine kurze Geschichte nur mit Gesten und Gegenständen zu erzählen? Was fällt Ihnen leicht, was ist schwierig für Sie?

I Interkulturelle Kommunikation oder wie Sie Brücken in fremde Länder bauen

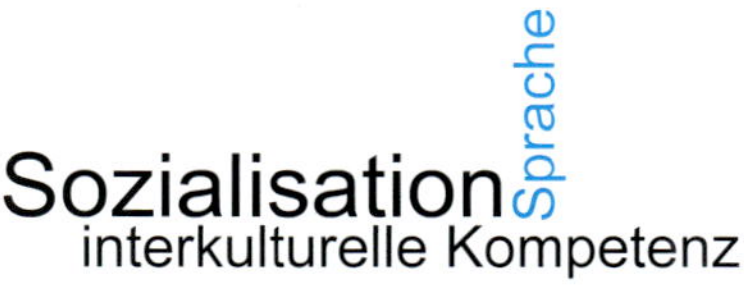

Abb. I.1 Themenfeld Interkulturelle Kommunikation

▶ Abb. I.1

Nicht nur in anderen Ländern herrschen sprichwörtlich andere Sitten. In unserer globalisierten Welt treffen wir auch bei uns auf diverse kulturell unterschiedliche Bevölkerungsgruppen. Nicht nur **Menschen mit Migrationshintergrund** haben ihre eigenen **Beliefs, Sitten** und **Bräuche.** Auch innerhalb der heimischen Bevölkerung tun sich zwischen den einzelnen **sozialen Schichten, Generationen** und **Regionen** kulturelle Gräben auf. Die niederbayerische Kleinlandwirtin D. hat vielleicht mit dem ungarischen Rinderzüchter G. mehr gemein als mit der Hamburger Börsenmaklerin T., obwohl D. und T. dieselbe Sprache sprechen und derselben Nationalität angehören. Die Medizin und der Gesundheitsbereich sind traditionell eher wertkonservativ, weisen aber eine hohe Anzahl an Fachkräften mit Auslandserfahrung und/oder eigenem Migrationshintergrund auf – ob in der Ärzteschaft, in der Pflege oder in den medizinisch-technischen Berufen. Viele unserer Kollegen verfügen über einen internationalen Background. So gesehen scheint der Gesundheitsbereich gut gerüstet für die Herausforderungen der Moderne. Die erste und zweite Generation der „Gastarbeiter" sind heimisch und alt geworden. Sind unsere Alters- und Pflegeheime für türkische, bosnische oder algerische Senioren passend? Welches Krankenhaus bietet eine adäquate Versorgung für Menschen, die nicht oder zumindest nicht im klassischen Sinn wohnfähig sind?

Aber auch im Kreise der Kollegen spüren wir Veränderungen. Pflegenotstand und Ärztemangel sorgen für immer neue Bevölkerungsschichten, die in die „Allied Health Professions" strömen. Ob mit

Migrationshintergrund oder ohne, in unserem klinischen Umfeld prallen ständig fremde Welten aufeinander. Damit es aber nicht ständig zu Missverständnissen kommt, bedarf es einer gehörigen Portion **interkultureller Kompetenz,** also der Fähigkeit, mit Mitgliedern oder Individuen eines fremden Kulturkreises angemessen umzugehen. „Angemessen" heißt in diesem Zusammenhang natürlich adäquat für alle Beteiligten. Wenn der Zivildienstleistende M. die streng muslimische Frau A. im Intimbereich wäscht, mag das für ihn ein völlig normaler Teil seiner täglichen Arbeit sein. Für Frau A. und ihre Familie hingegen kann diese einfache Pflegetätigkeit ein moralisches Problem darstellen. Herr B. wiederum stammt ebenfalls aus einer muslimischen Familie, ist aber nicht besonders religiös und zieht die Behandlung durch weibliche Fachkräfte vor. Sie sehen, liebe Leserinnen und Leser, angemessen und adäquat sind sehr weiche Kriterien, die jeweils individuell verhandelt werden müssen. Selbst wenn wir Hintergrundinformationen über die soziale, religiöse und familiäre Situation unserer Patienten haben, so sagt dies nur wenig darüber aus, wie sich diese Parameter im „wahren Leben" niederschlagen. Wenden wir uns den hard facts zu: Wie verhalte ich mich im klinischen Alltag interkulturell kompetent und wie kann ich interkulturelle Kompetenz trainieren?

Beginnen wir beim eigenen Verhalten:

- **„Erkenne dich selbst"**
  Empathie für das Gegenüber – also ein fühlendes Verstehen desjenigen, der komplett anders ist, anders denkt und reagiert als man selbst – setzt eine gute Kenntnis der eigenen Person voraus. Erst durch ein sicheres Selbstbild können wir erkennen, inwieweit sich die Mitmenschen von uns unterscheiden. Das klingt einfacher als es ist, haben doch viele von uns gelernt, dass es günstig für den Beziehungsaufbau ist, Gemeinsamkeiten zu unterstreichen. Das stimmt auch, allerdings müssen wir einen anderen Menschen oft erst länger kennen, damit wir Gemeinsamkeiten finden können. Zu rasch glauben wir, verwandte Geister zu entdecken. Häufig steckt wohl eher unser eigenes Bedürfnis, verstanden zu werden, dahinter.
- **„Baue Vorurteile ab"**
  Vorurteile bleiben Vorurteile, auch wenn sie positiv formuliert werden. Dass Männer besser einparken als Frauen, dass Frauen eine tiefere Bindung zu Kindern haben und Südamerikaner musikalischer als Europäer sind – das alles sind Vorurteile, die, auch wenn positive Eigenschaften zugeschrieben werden, immer an der Realität vorbeigehen und somit das reale Individuum nicht

respektieren. Stattdessen versucht man, das Gegenüber mit Verallgemeinerungen aus dritter Hand zu bewerten. Aus dritter Hand? Ja, Sie haben richtig gelesen. Vorurteile basieren fast nie auf eigenen Erfahrungen. Viel öfter erhalten wir durch Familie, Sozialisation, Medien oder Peers falsche Informationen über bestimmte Nationen, Bevölkerungsgruppen oder Schichten. Mit diesen Informationen gehen wir dann los und versuchen, in unserer Umwelt eine Bestätigung zu finden. Sie ahnen längst, worauf dies hinausläuft: Vorurteile scheinen sich häufig von selbst zu bestätigen. Ein kleines Beispiel aus der Praxis: Herr R. ist gebürtiger Argentinier. Eine den Patienten betreuende Pflegekraft äußert Ihnen gegenüber, dass er – typisch für einen Südamerikaner – sehr temperamentvoll und leicht reizbar ist. Mit dieser Aussage im Hinterkopf gehen Sie nun zum Patienten R. Wie werden Sie ihm gegenübertreten? Wahrscheinlich vorsichtiger als vor dem Gespräch mit der Kollegin, vielleicht sogar unsicherer. Dass sich Unsicherheit leicht überträgt und man unter Anspannung schneller Fehler macht, ist bekannt. Wahrscheinlich wird sich Ihre Beziehung zu Herrn R., der in Wahrheit ein eher schüchterner Zeitgenosse ist und sich berechtigterweise über einen Fehler in der Pflege beschwert hat, angesichts des Vorurteils nun schwieriger gestalten – typisch Südamerikaner eben! Sie sehen, wie gefährlich Vorurteile sind. Trotzdem ist niemand davor gefeit. **Interkulturell kompetent zu handeln** bedeutet, sich der eigenen Vorurteile bewusst zu werden und dem Gegenüber somit die Chance einzuräumen, als Individuum wahrgenommen zu werden und nicht bloß als Stereotyp – der Argentinier, die Frau, die Mutter, der Obdachlose, die Behinderte etc. Menschen sind mehr als die Summe ihrer Charakteristika und Rollen.

- **„Erfahre dich selbst als fremd"**
  Fremdsprachenkenntnisse und eigene Auslandserfahrungen helfen, Vorurteile abzubauen und sich über die eigene kulturelle Identität klarzuwerden. Dabei geht es nicht darum, jedes Detail der fremden Kultur zu verstehen oder die Fremdsprache perfekt zu beherrschen. Es geht vielmehr um die Erfahrung, dass es Länder und Kontinente gibt, wo völlig anders gedacht und gelebt wird. Die Erfahrung „fremd" zu sein, sich Hilfe zu holen, sich anders als gewohnt ausdrücken zu müssen, schafft Verständnis und Sympathie für die Mitmenschen. Auf diese Erfahrungen aufbauend stellen Sie sich z. B. beim Betreten eines Krankenzimmers, in dem in einer fremden Sprache gesprochen wird, vor, dass Sie nicht im Dienst, sondern in einem fremden Land sind. Wie wür-

den Sie sich dort verhalten? Wahrscheinlich würden Sie viele Fragen stellen, zeigen, dass Sie nichts verstehen, sich auf Hilfe einlassen. Das alles sind sehr günstige und **interkulturell kompetente Verhaltensweisen.**

Verinnerlicht man diese Punkte, so hat man eine solide Basis, um mit dem Gegenüber – wie fremd die Person auch immer sein mag – eine Art kleine, eigene Therapiekultur zu entwickeln. Dazu brauchen Sie ein wenig Verhandlungsgeschick und in manchen Fällen Dolmetschdienste. Lassen Sie sich davon aber nicht abschrecken. Denken Sie daran, dass der größte Teil der Kommunikation ohnehin auf der nonverbalen Ebene abläuft.

Schauen wir uns nun an, wie dieses Erarbeiten einer neuen gemeinsamen Kultur in der Praxis aussieht.

Kommunikationsbeispiel 1 für interkulturelle Kommunikation

Therapeut	Wollen wir jetzt zum Ergometer gehen? Dann können wir …
Patient	(unterbricht) Ich verstehe nicht, bleiben wir nicht hier?
Therapeut	Oh, Pardon, das ist nur so eine Redensart von mir. Ich meinte, dass wir die nächste Übung am Ergometer machen werden.
Patient	Ergometer?
Therapeut	Das ist das Trainingsgerät mit dem Rad. Natürlich, solche Dinge gibt's ja auch nur in Krankenhäusern oder Trainingsstudios. Es ist das Gerät mit dem Rad.
Patient	Ich weiß schon wieder, ich hatte nur das Wort vergessen (lächelt). Ich finde, das ist ein schwieriges Wort.
Therapeut	(lächelt zurück) Stimmt. Wie würden Sie es denn nennen?
Patient	(lacht laut) Ich? Ich weiß nicht? Bodenrad vielleicht?
Therapeut	Bodenrad gefällt mir gut. Glauben Sie, dass Sie sich das leichter merken werden?
Patient	Ja!
Therapeut	Gut, denn wir werden noch häufiger damit arbeiten. Und ich werde mir angewöhnen, mehr auf die Dinge zu zeigen, wenn Ihnen das hilft.

Sie können sich denken, dass sowohl der Therapeut als auch der Patient glühende Anhänger des „Bodenrads" wurden und es bis zum heutigen Tage geblieben sind.

Auch in folgendem Dialog wird deutlich, dass sich durch interkulturell kompetentes Verhalten viele Konflikte vermeiden lassen.

Kommunikationsbeispiel 2 für interkulturelle Kommunikation

Therapeut	Schön, dass Sie die Zeit gefunden haben. Ich habe Sie heute hergebeten, damit wir einige Dinge bzgl. der Therapie Ihrer Frau besprechen können. Sie spricht eigentlich sehr gut auf die Therapie an.
Angehöriger	(lacht und nickt) Gut, gut … sehr gut!
Therapeut	Wir möchten jetzt in einem nächsten Schritt mit ihr eine Wassertherapie beginnen Könnten Sie Ihrer Gattin einen Badeanzug mitbringen?
Angehöriger	(schaut entsetzt) Im Wasser? Das geht leider nicht. Bei uns dürfen Frauen nicht ins Schwimmbad.
Therapeut	Hm … ok … schade, zumal das für Ihre Frau nach der langen Zeit im Bett sicherlich sehr angenehm und heilend wäre. Darf ich Sie fragen, warum das nicht geht?
Angehöriger	(wirkt etwas verlegen und sucht nach Worten) Da wo wir herkommen, da gibt es keine Frauen in Badeanzügen. Das ist nicht erlaubt und meine Frau würde das sicher nicht wollen.
Therapeut	(nickt verständnisvoll) Das habe ich verstanden. Aber verzeihen Sie mein lästiges Nachfragen: Geht es um das Wasser oder den Badeanzug?
Angehöriger	Also, der Badeanzug, der geht nicht.
Therapeut	Und wie schaut es aus, wenn Ihre Frau ein Nachthemd und eine Intensivhaube im Schwimmbecken trägt? Sie könnten selbstverständlich anwesend sein.
Angehöriger	(wirkt erleichtert) Ja, natürlich. Das geht!

Natürlich kann jeder Mensch kulturelle Bräuche oder religiöse Vorschriften kritisieren, aber eine Situation wie diese ist nicht geeignet, um über die Sinnhaftigkeit von Traditionen zu streiten. Im Interesse der Patientin wurde hier eine behutsame Lösung entwickelt, die für alle Beteiligten tragbar ist.

Zur Reflexion

Abschließend einige Fragen, die Ihnen helfen sollen, Ihre interkulturelle Kompetenz noch mehr zu entfalten und noch leichter Brücken in ferne Länder, Kulturen oder sogar Welten zu schlagen:

- Überlegen Sie sich, was Ihre kulturelle Identität ausmacht. Welche ethischen, religiösen, politischen und sozialen Werte vertreten Sie?
- Wie groß ist Ihr Interesse an fremden Kulturen? Wie groß ist Ihre Angst vor Veränderungen?

- Überlegen Sie sich, wie Sie einem außerirdischen Wesen, das zufällig Ihre Sprache beherrscht, erklären würden, wer Sie sind und was Sie von anderen Menschen unterscheidet.
- Welche Ihrer persönlichen Werte werden sich in den nächsten zehn Jahren wahrscheinlich ändern, welche vermutlich nicht?

J Jugendsprache, Fachchinesisch und andere Missverständnisse oder wann auch einmal ein wenig Verwirrung guttut

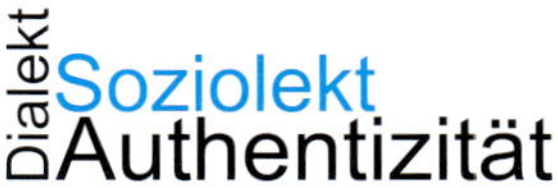

Abb. J.1 Themenfeld Jugendsprache, Fachchinesisch und andere Missverständnisse

▶ Abb. J.1

Aus der klinischen Praxis wissen wir, wie wichtig es ist, unsere Patienten immer dort abzuholen, wo sie gerade stehen. Dies gilt auch für die Verwendung der Sprache. Natürlich macht es einen Unterschied, ob Sie auf einem Fachvortrag in Berlin als Referent eingeladen sind oder ob Sie Ihrer 18-jährigen Patientin A. erklären, warum diese oder jene Übung wichtig für deren Rehabilitationsprozess ist. Allerdings ist auch hier Vorsicht geboten: Der Chefarzt in den späten 50ern wird nicht cooler oder jugendlicher, wenn er die jüngeren Kollegen auffordert „mal zu chillen" oder sie mit „Alter" anspricht. Abgesehen davon, dass dieser Chef Gefahr läuft, sich lächerlich zu machen, kann sein **inadäquater Sprachgebrauch** viel verheerendere Auswirkungen als bloß einige lange Gesichter haben. Er könnte nämlich seine **Authentizität** verlieren. Das bedeutet, dass er auf sein Gegenüber unecht wirkt, irgendwie nicht wie er selbst. Dieses vermeintliche „Verstellen" kann vom Gegenüber auf verschiedene Arten interpretiert werden – alles in allem ungünstig für die weitere Kommunikation:

- Zunächst liegt der Verdacht nahe, dass der Chefarzt sich einschmeicheln will. Was hat er vor? Will er uns Sonderschichten aufbrummen? Hat er ein schlechtes Gewissen? Man sollte misstrauisch bleiben.
- Er nimmt sein Gegenüber nicht ernst: Äfft er uns nach? Macht er sich lustig? Besser, man geht auf Distanz.
- Er ist unsicher, warum würde er sich sonst so merkwürdig verhalten? So spricht er doch sonst nicht. Was kann man von einem Chef, der so unsicher ist, schon erwarten?

Keine der möglichen Interpretationen würde sich positiv auf das weitere Miteinander zwischen besagtem Chefarzt und seinen jungen Kollegen auswirken. Trotz guter Intention wären also alle Bemühungen des Chefarztes durch diese unpassende Art des Sprachgebrauchs vergebens. Andererseits wissen wir, dass eine besonders gewählte, vielleicht sogar geschwollene oder belehrende Sprache den Beziehungsaufbau zu jungen Kollegen und jugendlichen Patienten erschweren kann. Auch hier wird deutlich, wie wichtig maßvolles Agieren ist. Wir selbst müssen entscheiden, wie viel Jugendsprache unsere Position, unser Alter und unsere Persönlichkeit verträgt. Ähnlich wie mit der Jugendsprache oder bestimmten anderen Soziolekten verhält es sich mit den Dialekten und Mundarten. Nichts erscheint Einheimischen verdächtiger als Fremde, die ihre Sprachfärbung nachahmen wollen. Als Faustregel gilt: Alles, was Ihnen nicht besonders leicht und „echt“ über die Lippen geht, ist kritisch zu betrachten! Bleiben Sie lieber bei den eigenen Leisten und nutzen Sie die verschiedenen Sprachvarianten, die Sie beherrschen. So sprechen Sie mit Ihren Kindern oder Nichten und Neffen wahrscheinlich anders als mit Ihren Arbeitskollegen. Wählen Sie also lieber aus Jargons, die Ihnen bereits geläufig sind.

Die meisten Menschen verfügen mit Eintritt ins Berufsleben über mehrere Formen des Sprachgebrauchs. Selbst die Redefaulsten haben meistens einen Jargon für die Arbeit und mindestens einen für den privaten Bereich. Der Einsatz dieser verschiedenen Jargons ist situationsabhängig und funktioniert bei den meisten Menschen fast automatisch. Wollen Sie aber die gesamte Palette der verschiedenen Jargons nutzen, dann sollten Sie wissen, wie sich der jeweilige Sprachgebrauch auf die Kommunikationssituation auswirkt:

- **Je privater/mundartlicher, desto emotionaler**
  Bei genauem Hinhören können Sie feststellen, dass die meisten Menschen private Dinge in einem eher gemütlichen Tonfall und mit einer privateren Wortwahl erzählen. Zugleich verführt ein privater Tonfall die meisten Menschen dazu, schneller die eigenen Gefühle zu offenbaren. Im Umkehrschluss heißt das: Emotionale Themen verleiten uns zum privateren Sprachgebrauch. Dies wird besonders in hitzigen Diskussionen deutlich, wenn plötzlich graumelierte Koryphäen Schimpfwörter benutzen, die man ihnen gar nicht zugetraut hätte.
- **Je fachlicher, desto emotionsloser**
  Diese Tatsache bedarf kaum der Erklärung. Wer schon einmal eine Patientendokumentation, einen Fachartikel oder eine wissenschaftliche Arbeit geschrieben hat, weiß, dass sich Emotionen

nur sehr schlecht im Fachjargon umschreiben lassen – ein simples „Wow“ könnte in vielen Fällen einen ganzen Absatz ersetzen.

- **Je emotionaler, desto schneller**
  „Speed kills!“ Auch für die meisten Gespräche gilt diese Feststellung. Es gibt aber Situationen, da möchte man etwas mehr Dynamik in die Kommunikationssituation bringen. Dafür eignen sich emotionale Themen besonders. Aber Vorsicht, auch hier macht allein die Dosis das Gift.

Haben Sie diese Grundtöne erst einmal verinnerlicht, dann werden Sie vielleicht auch Freude daran finden, immer wieder neue Kombinationen und Abstufungen des Sprachgebrauchs bewusst einzusetzen. Sie werden schnell merken, dass diese „Wortspielerei“ Spaß macht und sehr wirkungsvoll ist, um weiteren Einfluss auf die jeweilige Kommunikationssituation zu nehmen.

Und zum Schluss noch ein (hoffentlich bereits selbstverständlicher) Hinweis: Die Zeiten, in denen Mediziner das gemeine Volk mit unverständlichen Fachausdrücken quälten und dafür noch Lorbeeren ernteten, sind glücklicherweise vorüber. Punkten Sie also lieber mit klugen Einfällen als mit exotischen Fremdworten. Zeigt sich Ihr Gegenüber von Ihrem Wissen nämlich nicht beeindruckt sondern eher eingeschüchtert oder, schlimmer noch, beschämt, dann müssen Sie mit Widerständen rechnen.

Schauen wir uns nun an, wie und wozu ein bewusster Sprachgebrauch genutzt werden kann.

Kommunikationsbeispiel 1 für Jugendsprache, Fachchinesisch und andere Missverständnisse

Therapeut	Alles in Ordnung mit Ihnen? Ich hoffe, das war jetzt nicht zu anstrengend?
Patient	Nein, die Übung hat mich nicht angestrengt. Nach der Therapie geht's mir eigentlich immer besser. Aber danke der Nachfrage.
Therapeut	Ok, aber Sie sagen mir doch, wenn es Ihnen zu anstrengend wird.
Patient	Wie gesagt, die Therapie war super … wie immer.
Therapeut	(lacht jetzt und wechselt den Tonfall) Na, schwindeln Sie mich da nicht ein wenig an?
Patient	(lacht verschmitzt und redet in heiterem „Verschwörungston" weiter) Nun gut, aber nur unter uns …
Therapeut	(lächelt zurück) Gut, nur unter uns Klosterschwestern. Wo drückt der Schuh?

Patient (lacht nun offen) Ach wenn's nur der Schuh wäre … Hab mich heute über meine Tochter ärgern müssen. Das Mädel ist manchmal einfach nicht ganz gescheit.

Therapeut Na, und wie alt ist „das Mädel"?

Patient 33, das ist es ja (lacht weiter). Wenn sie noch klein wäre, hätte ich ihr jetzt einfach Hausarrest gegeben.

Therapeut Ja, ja, kleine Kinder kleine Sorgen …

Patient Das können Sie laut sagen.

Therapeut Und ich hab doch gewusst, Sie haben was auf dem Herzen.

Patient Ach Sie (tadelt gutmütig), vor Ihnen kann man auch nix verbergen.

Therapeut (lacht) Na, nix, I seh ois … [Nein, nichts, ich sehe alles …] (dann aber in Hochdeutsch weiter). Sehen Sie, jetzt lachen Sie schon wieder. Und ich brauche mir keine Sorgen zu machen, dass ich Sie mit meinem Training überanstrengt habe.

Patient Da haben Sie Recht, wenn man es mal rauslässt, geht es meistens gleich besser.

Therapeut Na sehen Sie.

Sie merken, dass eine geschickte Wortwahl Türen öffnet, die Ihnen sonst verschlossen blieben. Auch das nächste Beispiel zeigt, dass der bewusste Einsatz verschiedener Slang-Ausdrücke ein kommunikativer Vorteil sein kann.

Kommunikationsbeispiel 2 für Jugendsprache, Fachchinesisch und andere Missverständnisse

Therapeut D., hast du die Übungen, die ich dir mitgegeben habe, daheim wirklich trainiert?

Patient Der ganze Shit interessiert mich echt nicht. Das ist doch total sinnloser Rotz! Echt! Mich fuckt das ganze schon so an … (verschränkt trotzig die Arme).

Therapeut Wow … du wirkst jetzt aber richtig wütend auf mich!

Patient Ja, kein Wunder, weil mich der ganze Trouble hier fertig in der Birne macht!

Therapeut (bleibt sehr ruhig) Von welchem Trouble redest du denn genau?

Patient Ach, Sie checken das sowieso nicht.

Therapeut (richtet sich auf, bleibt aber sehr freundlich) So, meinst du, ich check das hier alles nicht, weil ich alt bin und einen weißen Kittel anhabe? Dann musst du wohl endlich mal checken, dass ich hier nur zu deiner Unterstützung bezahlt werde. Ich checke,

	dass dich das nicht interessiert, jede Woche zwei Nachmittage abzuhängen, aber was ist die Alternative? Wir können nochmal mit Dr. S. reden, aber ehrlich gesagt sehe ich nicht, wie du ohne Therapie zuhause klarkommen willst?
Patient	(schaut zu Boden) Sorry, wollte Sie nicht anschnauzen. Fuckt mich bloß so an, dass so viel Zeit für den ganzen Krankenscheiß drauf geht.
Therapeut	Das verstehe ich, aber wenn du nicht mehr richtig mitmachst, dann ist die ganze Zeit echt vergeudet.
Patient	Stimmt, ja klar ... Ok ok, dann legen wir mal los.

Auch in dieser Situation reagiert der Therapeut geschickt auf den Jargon des jugendlichen Patienten. Ohne sich lächerlich zu machen oder sich zu verbiegen kann er zeigen, wie viel er trotz des Altersunterschieds „checkt".

Zur Reflexion

Jetzt Sind Sie wieder an der Reihe. Die folgenden Fragen sollen Ihnen Anregungen geben, wie Sie in der Praxis mit unterschiedlichen Jargons spielen können:

- Wie häufig verwenden Sie Fachausdrücke und Fremdwörter im beruflichen Alltag?
- Wie viel Spaß haben Sie an Wortkreationen à la „Genderwahn" oder „Photoshoppen"? Warum ist das so?
- Wissen Sie, was in der momentanen Jugendsprache angesagt ist?
- Sprechen Sie selbst mit Akzent oder beherrschen Sie sogar einen Dialekt? Falls nicht, welchen Dialekt würden Sie gerne sprechen und warum? Welche Qualitäten schreiben Sie Ihrem Lieblingsdialekt zu? Wie anders wäre Ihr Leben, wenn Sie diesen Dialekt sprächen?
- Haben Sie schon einmal ein Fachwort verwendet, dessen genaue Bedeutung Ihnen nicht geläufig ist? Wenn ja, warum haben Sie das gemacht?

K Kommunikationsarchitektur oder wie Sie stabile Gespräche bauen

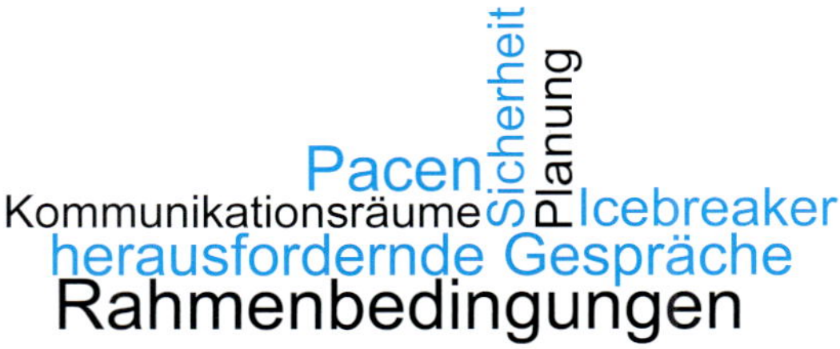

Abb. K.1 Themenfeld Kommunikationsarchitektur

▶ Abb. K.1

Stellen Sie sich Gespräche oder Kommunikationssituationen einmal wie ein Haus vor. Das mag auf den ersten Blick kindisch und simpel erscheinen, aber Sie werden später verstehen, warum dieses Bild sehr hilfreich sein kann. Wie ein Gebäude hat auch jedes Gespräch einen Bauplan. Anders als bei den meisten Gebäuden jedoch entsteht dieser aber ohne große Planung, sondern eher spontan. Dies ist übrigens eine nicht zu unterschätzende Quelle für Missverständnisse und Ärgernisse. Stellen Sie sich vor, Sie würden einfach mit einigen Leuten ohne Vorplanung beginnen, ein Haus zu bauen. Für ein Baumhaus, eine Hundehütte oder ein Gartenhäuschen mag das noch funktionieren, will man aber ein solides Wohnhaus errichten, dann benötigt man einen Plan. Was sich später im Inneren des Hauses abspielt, wie es eingerichtet wird oder wofür das Haus genutzt werden soll, ist zweitrangig. Ebenso verhält es sich mit der **Planung** guter oder **wichtiger Gespräche.** Für eine Alltagsplauderei mag ein spontan entstehender Gesprächsraum genügen, bei schwierigen Verhandlungen oder gar unangenehmen Meetings jedoch benötigt man ein solideres Fundament. Mit bewusster Planung und solidem Fachwissen können Sie selbst **Kommunikationsräume** schaffen, in denen ein Austausch mit anderen möglich wird und in denen Sie sich auskennen. Sie werden dadurch eine größere **Sicherheit in der Gesprächsführung** erlangen. Wie kann man sich solch eine **Gesprächs- oder Kommunikationsarchitektur** vorstellen? Zunächst einmal sollten Sie sich Ihrer Rolle als Kommunikationsarchitekt bewusst werden. Je besser Sie planen, je mehr Ressourcen Sie zur Verfügung haben, desto eher werden die Rahmenbedingungen des anstehenden Gesprächs Ihren Vorstellungen entsprechen. Und genau darum geht es: Da Menschen nun einmal keine trivialen Maschinen sind, kann auch die intensivste Planung Sie nicht vor unerwarteten Reaktionen Ihres Gegenübers bewahren. Aber das ist auch nicht schlimm, denn wer gut geplant hat, kann sich auch etwas Nervenkitzel gönnen. Sind Ziel und Rahmenbedingungen eines Gespräches berechenbar, dann kann es kaum zu Eskalationen kommen.

Jeder **Kommunikationsraum** besteht aus **verschiedenen Elementen:**

- **Ein- und Ausgänge**
  Leicht zu planen und unbedingt notwendig – besonders bei herausfordernden Situationen – sind die **Gesprächseröffnung** und dessen **Beendigung.** Überlegen Sie sich genau, mit welchen Worten, Gesten oder Bemerkungen Sie die Kommunikationssituation einleiten wollen. Möchten Sie z. B. einen Icebreaker verwenden? Ein **Icebreaker** ist eine Bemerkung, die das „Eis" zwischen Ihnen und Ihrem Gegenüber brechen und so einen **entspannten Gesprächseinstieg** sichern soll. Icebreaker sind Fragen oder Sätze wie „Haben Sie gut hergefunden? Mein Büro ist ja etwas versteckt …" oder bei einer bekannten Person „Guten Tag, schön dass Sie da sind. Waren Sie im Urlaub? Eine tolle Gesichtsfarbe haben Sie …". Ebenso müssen Sie sich überlegen, wie Sie das Gespräch beenden werden. Gerade bei schwierigen oder langwierigen Gesprächen kann es hilfreich sein, am Schluss nochmals kurz die Ergebnisse oder wichtigsten Punkte zusammenzufassen und einen Ausblick auf die nächsten Schritte bzw. eventuelle Follow-up-Gespräche zu geben. Damit suggerieren Sie auch dem niedergeschlagensten Gegenüber eine Sinnhaftigkeit des gerade endenden Gesprächs und die Hoffnung, dass es weitergeht – auch wenn in diesem Gespräch nicht alles geklärt werden konnte. Eine **konsequente Gesprächsplanung entlastet** Sie und gibt Ihnen mehr Ressourcen für die Auseinandersetzung mit dem eigentlichen Gesprächsinhalt. Ein kleiner Tipp: Machen Sie sich ruhig ein paar Notizen, schreiben Sie Formulierungen oder Phrasen auf, wenn Sie sich nicht merken können, was Sie wann sagen oder tun möchten. Oft ist bereits das Aufschreiben eine gute Form des Memorierens.
- **Wände/Rahmen/Fenster**
  Jeder Kommunikationsraum braucht sinnvolle Begrenzungen. Raum entsteht durch Wände. Diese schützen das, was in ihnen vor sich geht, vor äußeren Einflüssen und sorgen für

Orientierung. Mit den Wänden des jeweiligen Kommunikationsraums sind die **Rahmenbedingungen** gemeint, in die das Gespräch eingebettet ist. Sie bilden den **zeitlichen** (wie lange dauert das Gespräch maximal, wie lange sollte es mindestens dauern, ist dies der einzige Gesprächstermin oder gibt es Follow-ups?), **inhaltlichen** (was soll heute in diesem Gespräch Thema sein, welches Ziel wird mit dem Gespräch verfolgt, wie kann dieses Ziel am besten erreicht werden?), **räumlichen** (wo findet das Gespräch statt, mit welchen Störungen, Einflüssen von außen ist zu rechnen, muss der Raum in irgendeiner Weise adaptiert werden?) und **personellen Rahmen** (wer ist an dem Gespräch direkt beteiligt, welche Entscheidungskompetenzen haben die einzelnen Personen, gibt es Unbeteiligte, die in irgendeiner Form auf den Gesprächsverlauf Einfluss nehmen könnten?). Sind diese Parameter geklärt, dann haben Sie zunächst einmal für sich selbst größtmögliche Sicherheit bezüglich des Gesprächsverlaufs geschaffen. Damit diese Rahmenbedingungen nun auch wirksam werden, sollten Sie dafür sorgen, dass alle Anwesenden orientiert sind, was natürlich nicht heißt, dass Sie sich komplett in die Karten schauen lassen müssen. Wichtig ist, dass alle Beteiligten wissen, was wie warum passiert. Kleine Tricks wie etwa der Icebreaker oder bestimmte zeitliche Rahmensetzungen müssen nicht als solche deklariert werden. Jeder gute Raum sollte natürlich auch Fenster haben. Im Falle unseres Kommunikationsraums sollten Sie diese in jedem Falle einplanen. Fenster in Kommunikationsräumen sind die **Unterbrechungen** in der Rahmung: Kaffeepausen, kleine Nebengespräche, die nichts mit dem eigentlichen Thema zu tun haben, sich aber möglicherweise positiv auf die Stimmung auswirken, oder eingeplante Gesprächspausen, etwa um dem Gesagten mehr Nachdruck zu verleihen. Achten Sie darauf, dass Ihr Kommunikationsraum nicht zum Gefängnis, sondern zu einer „Homebase" wird.

- **Boden/Fundament**
  In unserem Kommunikationsraum begegnen wir einander natürlich nicht schwebend. Nein, es bedarf eines festen, soliden Bodens. Dieses **Fundament** wird durch die Elemente gespeist, die den Kommunikationsraum stabiler machen. Das sind in erster Linie die **Kommunikationsskills** der Gesprächspartner. Je versierter die Personen, desto weniger werden Unsicherheiten den Gesprächsverlauf stören. Natürlich können Sie nichts oder nur wenig Grundlegendes an der Kommunikationsfähigkeit Ihres Gegenübers optimieren, aber Sie können bei sich selbst ansetzen. Sind Sie selbst sicher in der Gesprächsführung, dann ist das schon

die halbe Miete. Zudem hat auch die Beziehungsebene der verschiedenen Gesprächspartner einen großen Einfluss auf die Stabilität der Kommunikationssituation. **Vertrauens- und beziehungsaufbauende Maßnahmen** wirken sich demnach positiv auf das Gespräch aus. So kann man für die Beziehungsarbeit, also den Aufbau einer adäquaten Arbeitsbeziehung, z. B. aktives Zuhören, den Icebreaker oder einfach generelles Pacen verwenden. Unter **Pacen** versteht man dabei ein **„Sich-gleich-machen"** auf einer bestimmten Ebene. Zum Beispiel kann dies auf einer sehr realen Ebene passieren – z. B. indem man gemeinsam einen Tee trinkt – oder in den ideellen Bereich gehen. Vielleicht kommen Sie darauf zu sprechen, dass Sie dieselbe Universität besucht haben wie Ihr Gegenüber, oder dass Sie beide Katzen lieben, aber Hunde hassen. Wenn Sie Ihre Kommunikationsräume solide zimmern, werden böse Überraschungen und schweißnasse Hände vor herausfordernden Gesprächen rasch verschwinden – ein wenig Lampenfieber schadet aber trotzdem nicht. In der Praxis kann professionelle Gesprächsarchitektur wie folgt aussehen.

Kommunikationsbeispiel 1 für Kommunikationsarchitektur

Therapeut	Ich grüße Sie, schön, dass Sie sich die Zeit genommen haben, damit …
Angehöriger	(unterbricht) Ja, schön finde ich das nicht gerade, aber nun ja, gehen wir es an.
Therapeut	Ja, natürlich. Ich verstehe, dass Sie aufgebracht sind, aber ich hoffe, dass wir heute den Vorfall von letzter Woche klären können, damit Sie beruhigt dem weiteren Therapieverlauf zustimmen können. Aber bevor wir starten … Nehmen Sie doch bitte schon Platz. Hier in meinem Büro sind wir ungestört. Wir haben bis 12:45 Uhr Zeit. Mein Telefon habe ich habe ich leise gestellt. Ich nehme mir noch einen Kaffee, möchten Sie auch einen?
Angehöriger	(setzt sich) Ja, bitte.
Therapeut	(macht Kaffee und fährt dabei fort) Schwarz oder mit Milch? Haben Sie um diese Uhrzeit überhaupt einen Parkplatz gefunden? Seit diese Baustelle vor der Klinik ist, ist das mit den Parkplätzen auf dem Klinikgelände noch schlimmer geworden.
Angehöriger	Ich hatte heute Glück und stehe direkt vor dem Eingang (entspannt sich weiter).
Therapeut	Da haben Sie wirklich Glück gehabt.
Angehöriger	Hmmm …

K

Therapeut	Nun gut. Ich würde jetzt ganz gern damit beginnen, dass Sie mir nochmals die Vorkommnisse der letzten Woche aus Ihrer Sicht schildern, ich werde vielleicht manchmal nachfragen, aber sonst nicht unterbrechen, wenn Ihnen das recht ist. Ich glaube, Sie wissen am besten, was jetzt wirklich los war.
Angehöriger	Ja, gut, ich war ja auch mit dabei (beginnt zu berichten).

Auch der Schluss dieses Gesprächs lässt sich durch geschickte Kommunikationsarchitektur abrunden.

Kommunikationsbeispiel 2 für Kommunikationsarchitektur

Therapeut	Gut, jetzt haben wir fast eine Stunde gesprochen und ich finde, dass das, was wir jetzt vereinbart haben, eine gute Teillösung ist, zumindest meiner Meinung nach.
Angehöriger	Ja sicher, für mich ist das auch ok. Aber wir haben noch überhaupt nicht darüber gesprochen, was jetzt mit Frau K. passiert. Also ich möchte nach wie vor nicht mehr, dass diese Person allein mit meiner Mutter in einem Raum ist.
Therapeut	Das habe ich auch dokumentiert. Allerdings habe ich auf den Aufenthalt der verschiedenen Patienten keinerlei Einfluss. Aber ich würde vorschlagen, dass ich das, was wir heute besprochen haben, nochmal mit Frau Dr. E. bespreche und sie dann zu einem Gespräch mit mir und Ihnen in der nächsten Woche einlade. Wäre das in Ihrem Sinne?
Angehöriger	(nickt) Ja.
Therapeut	Gut. Dann informiere ich Sie morgen telefonisch, nachdem ich mit Frau Dr. E. einen Termin gefunden habe. Für heute haben wir die Stunde ausgeschöpft. Haben Sie noch irgendwelche Fragen an mich?
Angehöriger	(reicht die Hand zur Verabschiedung) Nein, wie gesagt, nur dass meine Mutter nicht mehr mit dieser Person alleine gelassen wird.
Therapeut	Das werden wir dann nächste Woche mit Frau Dr. E. besprechen. Danke für die Zeit, die Sie sich genommen haben (reicht ebenfalls die Hand zum Abschied).

Haben Sie bemerkt, wie subtil und geschickt der Therapeut in unserem Beispiel den Kommunikationsraum kreiert. In diesem Raum kann sogar eine extrem krisenbehaftete Situation gemeistert werden.

Zur Reflexion

Nun, liebe Leserinnen und Leser, sind Sie wieder an der Reihe. Zeigen Sie mit Hilfe der folgenden Fragestellungen, welch hervorragender Architekt in Ihnen steckt:

- Welche Lieblings-Icebreaker verwenden Sie, um einen positiven Einstieg in ein Gespräch zu sichern?
- Wie gut ist Ihr Zeitmanagement bei Meetings und Besprechungen? Fällt es Ihnen schwer, nicht abzuschweifen?
- Wie ruhig ist Ihr Arbeitsplatz? Wo können in Ihrem beruflichen Umfeld ungestörte Gespräche stattfinden?

Wie viel Zeit verwenden Sie vor herausfordernden Kommunikationssituationen zur eigenen Vorbereitung?

L Lachen und Humor in der Kommunikation oder warum allein die Dosis das Gift macht

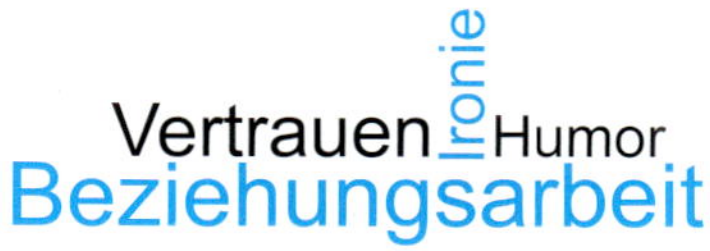

Abb. L.1 Themenfeld Lachen und Humor in der Kommunikation

▶ Abb. L.1
Wie für vieles in der wunderbaren Welt der Kommunikation gilt auch für den Einsatz von Humor, was bereits Paracelsus wusste: Allein die Dosis macht das Gift. Aber wie, werden Sie sich jetzt berechtigterweise fragen, findet man die richtige Dosis – gerade bei einer so individuellen Geschichte wie dem Sinn für Humor. Was für den einen lustig ist, empfindet der andere vielleicht als geschmacklos oder gar als traurig.
Um die Frage nach der richtigen Dosis Humor beantworten zu können, müssen wir etwas weiter ausholen. Obwohl in aller Munde, fehlt dem Humor noch immer ein breiter theoretischer Unterbau.
Trotz vieler Sprichwörter und Volksweisheiten über den Humor (z. B. „Humor ist, wenn man trotzdem lacht") fehlt eine allgemeingültige Definition. Zu unterschiedlich wird das Wort Humor verwendet, zu vielseitig sind seine diversen Konnotationen. Auch der Blick in die Etymologie des Wortes bringt wenig Klarheit. Es stammt von dem lateinischen Wort für Feuchtigkeit ab und steht somit in einer für dieses Kapitel nicht relevanten Verbindung zur antiken Lehre von den Körpersäften. Trotzdem lässt sich, wenn auch sehr allgemein, feststellen, dass **Humor** ein stark **kulturabhängiges Phänomen** ist, welches situativ und mit starker Anbindung an bestimmte soziale und historische Konstellationen auftritt. Dies ist offensichtlich, variiert doch das, was ein Individuum als lustig empfindet, stark von Kultur zu Kultur, von Epoche zu Epoche und schließlich auch von Mensch zu Mensch. Betrachten wir heute Komödien aus dem 19. Jahrhundert, dann ringen diese uns meistens nur ein müdes Lächeln ab, während man sich damals teilweise vor Lachen gebogen hat. Ferner wissen Sie selbst,

dass ein Witz, der im Freundeskreis extrem gut ankommt, nicht unbedingt geeignet ist, um ihn in einem Bewerbungsgespräch zu wiederholen. Trotz der Definitionsschwierigkeiten besitzt Humor zwei so wertvolle Eigenschaften, dass es die reinste Verschwendung wäre, ihn an dieser Stelle nicht in Ihr kommunikatives Portfolio aufzunehmen. Richtig angewandt hilft Humor, Situationen zu entspannen. Zudem hat er die Macht, menschliche Gefühlslagen zu verändern. Er ist damit eher mit der bildenden Kunst oder der Musik verwandt als mit der Technik. Humor wirkt unmittelbar, archaisch und in tiefen Schichten unseres Bewusstseins. Jeder, der einmal versucht hat, bei einem guten Witz ruhig zu bleiben, weiß, wie entwaffnend Humor sein kann. Damit kommen wir zur Wurzel des Humors: Er bringt den Menschen zum Lachen – vielleicht sogar auch einige höher entwickelte Tiere, was wissenschaftlich nahegelegt, aber noch nicht ausreichend bewiesen werden konnte. Dieses Lachen ist eine Fähigkeit mit geradezu magischer Qualität. Lachen ist weit mehr als eine bloße angeborene körperliche Fähigkeit, auf eine komische Situation mit physiognomischen, anatomischen, immunologischen und hormonellen Veränderungen zu reagieren. Der Mensch setzt Lachen zur Stressbewältigung und als Abwehrreaktion bei belastenden Situationen ein. Jeder von uns kennt den unwiderstehlichen Drang, in besonders ernsten Situationen loszulachen. Kinder zeigen dieses Verhalten häufig offener als Erwachsene. Vielleicht kennen Sie das Phänomen, dass Kinder bei scheinbar unpassenden Gelegenheiten wie z. B. einer Beerdigung lachen. Dabei handelt es sich genau genommen um ein sehr adäquates Verhalten. Diese Kinder reagieren auf die Belastungen und die Trauer, die solch eine Beisetzung mit sich bringt, auf korrekte Art und Weise. Durch Lachen wird ihr psychisches Stressniveau auf ein erträgliches Maß reduziert und die mit dem Stress einhergehenden körperlichen Reaktionen werden eingedämmt. Klinik-Clowns und Humortherapeuten haben diese heilende Wirkung des Lachens längst erkannt und setzen sie als Therapieform bei verschiedensten Erkrankungen erfolgreich ein.

Diesen Heilungseffekt und die stressreduzierende Wirkung des Lachens können wir auch in der Kommunikation nutzen. Und genau hier kehren wir zur anfänglichen Fragestellung nach der richtigen Dosis Humor zurück. Wollen wir den heilenden, aufheiternden Effekt des Lachens oder Schmunzelns in unserem Gegenüber hervorrufen, dann müssen wir sichergehen, dass unsere Bemerkung oder unsere Handlung auch wirklich als lustig oder witzig empfunden wird. Dabei ist die Vorsicht das oberste Gebot. Es gilt: Lieber eine Pointe auslassen, als das Gegenüber vor den Kopf zu stoßen. Verwenden Sie daher nur

Humor, der „safe“ ist, d.h. dessen Wirkung Sie überblicken können. Ein strahlendes Lächeln oder eine komische Bemerkung über das Wetter mögen zwar in der Wirkung viel schwächer ausfallen als ein ausgewachsener Witz, jedoch haben diese Interventionen den Vorteil, dass sie weniger Vorwissen über das Gegenüber voraussetzen. Damit ein richtiger Witz gezielt eingesetzt werden kann, muss man genau wissen, welche Art von Humor das Publikum schätzt. Dies ist in unserem privaten Umfeld eher als in unserem beruflichen Alltag der Fall. In einem professionellen Setting sollten daher folgende Themen nicht oder nur sehr eingeschränkt humorvoll thematisiert werden:

- **Witze oder Bemerkungen über eine bestimmte Religion oder Glaubensgemeinschaft**
  Jesus-Comics oder Mohammed-Karikaturen haben im klinischen Alltag nichts verloren.
- **Witze oder Bemerkungen über das andere Geschlechts oder mit sexuellen Inhalten**
  Selbst wenn wir privat sehr freizügig und aufgeschlossen sind, haben wir nicht das Recht, von unseren Patienten und Kollegen die gleiche Offenheit einzufordern. Sexualität und Geschlechtlichkeit sind in unserer westlichen Kultur sowie in den meisten modernen Industrienationen mit vielen Tabus und Scham belegt. Überschreitungen dieser engen Grenzen haben gravierende negative Folgen.
- **Witze oder Bemerkungen über bestimmte Ethnien oder Arten von Menschen**
  Rassismus und Vorurteile gehören keinesfalls zu den Kavaliersdelikten in der zwischenmenschlichen Kommunikation, also Finger weg!
- **Witze und Bemerkungen mit politischen Inhalten**
  Auch wenn sich manche Politiker verhalten als wären sie direkt einer Witzesammlung entsprungen, sollte man von humorigen Bemerkungen über Politik Abstand nehmen. Vielleicht ist eben diese Patientin, welche Sie mit einem politischen Witz aufmuntern wollten, Stammwählerin und glühende Verehrerin genau des Politikers, den Sie soeben durch den Kakao gezogen haben. Der Schuss geht nach hinten los.

Umschiffen Sie diese kritischen Themen und Ihnen bleibt immer noch sehr viel Humor, bei dem Sie sich keine Sorgen um verletzte Gefühle zu machen brauchen. Achten Sie zudem auf eine Mischung aus Humor und Ernsthaftigkeit: Bei einem normalen Patientenkontakt ist es sogar wünschenswert, wenn Sie und der Patient gemeinsam lachen können. Anders verhält es sich natürlich, wenn Sie im Rahmen eines solchen Kontakts den Patienten von der Wichtigkeit einer bestimmten Medikation oder eines bestimmten therapeutischen Hilfsmittels über-

L

zeugen wollen. Hier sollte ernsthaft gesprochen werden, damit sich der Patient auch an die Empfehlungen hält. Die Arbeit im Gesundheitsbereich ist eine sehr verantwortungsvolle. Dies muss immer außer Frage stehen. Nutzen Sie Humor am besten in seiner ureigenen Funktion, nämlich zum **Stress- und Druckabbau** und als **Mittel zum Aufbau professioneller Arbeitsbeziehungen.** Eine einfache Bemerkung, über die Sie und auch Ihr Patient lachen können, schafft ganz schnell eine Gemeinsamkeit, einen „Common Ground", der vorher nicht da war. Gemeinsames Lachen verbindet – stark, unmittelbar und situativ, aber Vorsicht: Zuviel des Guten setzt auch hier möglicherweise falsche Signale. Wird bei jedem Kontakt mit Ihnen nur gescherzt, gelacht und gewitzelt, kann aus Patientensicht leicht der Eindruck entstehen, dass es sich bei Ihnen eigentlich nur um eine eher private Freundschaft handelt, die zwar im klinischen Umfeld geschlossen wurde, sich aber sonst nicht von anderen Freundschaften unterscheidet. Dies ist, Sie ahnen es bereits, ein fataler Irrglaube: Sie sind Profi und werden für Ihre Arbeit bezahlt. Ist dies nicht mehr erkennbar, so kann dies erhebliche Negativfolgen für den weiteren Therapieverlauf haben – enttäuschte Erwartungen seitens des Patienten oder Schwierigkeiten bei Behandlungswechseln oder Therapieende sind dann programmiert.
Als Orientierungshilfe sollten Sie zunächst eine eher beliebig wirkende Hilfskonstruktion nutzen: Nehmen Sie sich vor, im Rahmen eines Kontakts dreimal ein Lächeln auf das Gesicht Ihrer Patienten zu zaubern. Nutzen Sie eine heitere Bemerkung als Icebreaker, also als Eröffnungsstatement, welches das Eis zwischen Ihnen und Ihrem Gegenüber zum Schmelzen bringen soll. Dann nehmen Sie sich vor, es einmal während des Gesprächs zu schaffen, Ihr Gegenüber zum Lächeln zu bringen. Und vielleicht kann es auch günstig sein, das Gespräch mit etwas Humor zu beenden, um einen positiven Eindruck zu hinterlassen – aber nur, wenn die Situation Ihrer Meinung nach passend ist. Aus einem Angehörigengespräch, welches den nahenden Tod eines geliebten Menschen zum Thema hat, muss niemand freudestrahlend hinausgehen. Schauen wir in die Praxis.

Kommunikationsbeispiel 1 für Lachen und Humor in der Kommunikation

Therapeut	Guten Morgen, Sie sind aber früh!
Patient	Guten Morgen, ja, ich bin lieber zu früh als zu spät, wissen Sie. Ich hasse Unpünktlichkeit.
Therapeut	Nun ja, der frühe Vogel fängt den Wurm. So heißt es doch in etwa, nicht wahr (lacht)?

Patient (lacht ebenfalls) Jaaa, und wer zu spät kommt, den bestraft das Leben (lacht weiter).

Therapeut (lacht mit) Ja, ja, und das, obwohl Zeit ja angeblich relativ ist (fährt dann in ernsten Tonfall fort). Gut, ich bin sowieso schon fertig. Sie haben aber Glück, denn normalerweise habe ich immer einen recht engen Therapieplan, also nicht böse sein beim nächsten Mal, wenn Sie wieder zu früh da sind, ich aber erst zur ausgemachten Zeit für Sie da bin.

Patient (wird ebenfalls wieder ernst) Ja natürlich, solange ich nicht stundenlang warten muss, versteh ich das ja. Dafür gibt es ja Zeitpläne.

Therapeut Genau. Gut, dann schaue ich mal. Das ist heute unsere dritte Einheit, richtig?

Patient Ja, das dritte Mal.

Therapeut Wie ist es Ihnen nach der letzten Behandlung ergangen?

Sie sehen, wie gezielt der Therapeut in unserem Beispiel Humor einsetzt. Bei den ernsten Anteilen – wie der Tatsache, dass ein früherer Therapiestart im klinischen Alltag normalerweise nicht möglich ist – wird bewusst auf Humor verzichtet und sogar der Tonfall und die momentane heitere Stimmung der Begrüßung verändert.

Auch das folgende Beispiel verdeutlicht, dass Humor wohldosiert sein will.

Kommunikationsbeispiel 2 für Lachen und Humor in der Kommunikation

Patient Sie sind auch nicht zu beneiden, immer mit diesen vielen alten Menschen und diesen ganzen runzeligen Körpern arbeiten …

Therapeut Das ist sehr lieb von Ihnen, dass Sie sich Sorgen machen (lacht), aber ich muss widersprechen. Ich fürchte, beim Menschen ist das ähnlich wie beim Wein: Man wird immer besser mit dem Alter!

Patient (lacht) Jaaaaaa, das sagen Sie nur, weil Sie nicht jeden Tag hier sein müssen. Es gibt schon viele alte Leute, die sehr unhöflich und verbittert sind.

Therapeut Die sind dann die billigen Weinflaschen (lacht). So, aber zurück zur Therapie (wird wieder ernst). Wie ist es Ihnen in der letzten Woche ergangen?

Patient (kichert noch immer) Naja, wie soll es einer alten Weinflasche schon gehen?

L

Therapeut	(lächelt, aber bleibt ruhig und geht nicht weiter auf den Weinflaschenwitz ein) Also mit dieser Antwort kann ich mich leider nicht zufrieden geben (lächelt, aber lacht nicht mehr).
Patient	(wird ebenfalls wieder ernst) Also mit der Atmung war es in den letzten Tagen wieder schlechter.
Therapeut	Gut, dann werden wir mit der Atemübung von letzter Woche beginnen. Erinnern Sie sich noch?

Mit ein wenig Übung kann man also problemlos zwischen Humor und Ernsthaftigkeit hin- und herwechseln, je nach Thema.

Zur Reflexion

Nun wieder zu Ihnen. Anhand der folgenden Reflexionsfragen können Sie mit Ihrem eigenen Humor experimentieren:

- Sind Sie ein eher lustiger oder eher ernster Mensch?
- Worüber können Sie lachen? Was finden Sie witzig? Was von dem, was Sie persönlich witzig finden, wäre in Ihrem beruflichen Kontext nicht angebracht? Welche Witze kennen Sie, die Sie sowohl Ihren Kollegen als auch den Kindern Ihrer Nachbarn ohne Bedenken erzählen könnten?
- Wann haben Sie zum letzten Mal bewusst versucht, jemanden zum Lachen zu bringen?
- Worin besteht für Sie der Unterschied zwischen Lachen und Lächeln?
- Welche Witze oder humorvollen Bemerkungen nerven Sie?
- Wann können Sie herzhaft über sich selbst lachen?

M Mediatorische Ansätze in der Kommunikation oder wie Sie zwei Streithähne trennen

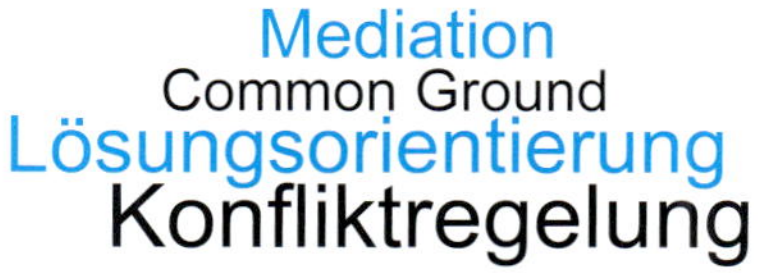

Abb. M.1 Themenfeld Mediatorische Ansätze in der Kommunikation

▶ Abb. M.1

Keine Panik, liebe Leserinnern und Leser, in diesem Kapitel werde ich nicht versuchen, Sie zu **Mediatoren** auszubilden. Trotzdem werden Sie an dieser Stelle mit den **Grundzügen einer vernünftigen Konfliktregelung** vertraut gemacht, und zwar aus dem einfachen Grund, weil die Konfliktregelung eine der Grundaufgaben der zwischenmenschlichen Kommunikation ist. Seit Menschen mit ihren Artgenossen kommunizieren, haben sie die Wahl zwischen Wort oder Keule. Sie und ich könnten uns lautstark in der Krankenhauskantine um das letzte Schnitzel streiten. Freilich könnten Sie auch Ihre Fäuste in meine Richtung fliegen lassen, aber Sie haben die Wahl! Wären wir Löwen und würden uns wahrscheinlich um das letzte Zebra am Wasserloch raufen, bliebe uns beiden nur die schiere Gewalt. Aber nicht nur Handgreiflichkeiten, auch Worte können verletzen, und es bleibt uns überlassen, ob wir das wollen. Auch große Auseinandersetzungen können ohne Beleidigungen und Übergriffe ausgestritten werden.

Das Wort **„Mediation"** kommt aus dem Lateinischen und bedeutet **„Vermittlung"**. Im modernen Sinne wird unter Mediation ein **strukturierter Weg zur Auflösung eines Konflikts** zwischen zwei oder mehreren Parteien oder Personen bezeichnet. Grundvoraussetzung ist, dass die Beilegung der Streitigkeiten auf freiwilliger Basis erfolgt, was in der Praxis nicht immer der Fall sein kann – man denke nur an Scheidungsmediationen in Fällen, in denen sich nur einer der Gatten trennen will, der andere aber die Ehe aufrechterhalten möchte. Für Ihren klinischen Alltag sollten Sie in diesem Punkt streng sein: Bemühen Sie sich in Ihrem Umfeld nur um eine friedliche Konfliktlösung,

wenn die beteiligten Personen wirklich an einer Beilegung interessiert sind. Anderenfalls ist jeglicher mediatorische Schritt im wahrsten Sinne des Wortes vergebene Liebesmühe. Menschen verharren häufig in Feindseligkeit, und zwar meist aus niederen Motiven. Diese Personen werden – trotz Beteuerungen, wie sehr sie selbst angeblich unter dem Konflikt leiden – alles sabotieren, was in Richtung Lösung weist. In einem solchen Fall sollte man offen fragen, welchen Gewinn die betreffende Person sich von der Fortführung des Streits erwartet. Meistens wird der Gefragte bestreiten, dass er den Konflikt fördert: „Ich? Nein, ich möchte mich ja vertragen … die anderen, die sind das Problem. Solange sie sich so verhalten wie jetzt, kann und will ich nicht mit ihnen reden." Hören Sie solche o. ä. Phrasen, dann können Sie Ihre Bemühungen um eine vernünftige Konfliktregelung sofort einstellen. Schonen Sie Ihre Kräfte und lassen Sie die „Kriegstreiber" wissen, dass Sie sie durchschaut haben. Meistens werden auch die größten Streithähne irgendwann des Kämpfens müde.
Ist aber der Punkt erreicht, an dem die verfeindeten Lager wirklich bereit sind, Frieden zu schließen, dann können Sie unterstützend einwirken. Ein kleines Beispiel: Ihr 86-jähriger Patient H. wurde bis dato zuhause von seinem Sohn und seiner Tochter gepflegt. Einmal in der Woche kommt Herr H. als ambulanter Patient zu Ihnen. Herr H. kommt gern und schätzt die Therapie sehr. Da auch H.s Kinder nicht jünger werden, wurde unlängst mit Herrn H. gemeinsam beschlossen, dass sich Sohn und Tochter um einen Platz in einem Pflegeheim bemühen. Endlich hat die Familie ein gutes Heim gefunden, welches allerdings 1,5 Autostunden von Ihnen entfernt liegt. Während der Sohn der Meinung ist, dass man mit dem Umzug des Vaters auch die Therapie bei Ihnen beenden sollte, möchte H.s Tochter, dass Sie ihren Vater auch weiterhin therapieren. Sie möchte, dass ihr Bruder und sie den Vater abwechselnd einmal in der Woche vom Seniorenheim zu Ihnen und wieder nach Hause fahren. Ihr Bruder hält das für Wahnsinn und plädiert für einen Therapeutenwechsel. Herrn H. selbst ist das Thema nicht so wichtig. Er ist sehr mit dem Abschied von seiner alten Wohnung beschäftigt. Bei einem gemeinsamen Gespräch mit H.s Kinder fallen Ihnen sogleich die schlechte Stimmung und die verhärteten Fronten zwischen den Geschwistern auf. Sie arbeiten schon lange mit der Familie und möchten ihr helfen. Sie laden die Geschwister zu einer vernünftigen Konfliktlösung ein, erklären aber zuvor, dass Sie nur gewillt sind, das Gespräch fortzuführen, wenn beide bereit sind, dass dies unter Ihrer Leitung und nach Ihren Regeln stattfindet. Ihre Regeln lauten wie folgt: 1. Aussprechen lassen, 2. keine Beschimpfungen, 3. Zimmerlautstärke muss eingehalten werden, 4. Sie bestimmen den

zeitlichen Ablauf. Nachdem H.s Kinder zugestimmt haben, beginnen Sie und geben beiden Parteien fünf Minuten Zeit, um ihre Argumente für oder gegen einen neuen Therapeuten vorzubringen. Dann machen Sie eine kurze Pause, um Ihre eigenen Notizen zu sichten. Ihnen fällt auf, dass beide Kinder eigentlich nur das Beste für den Vater wollen. Wahrscheinlich ist der Konflikt der sonst harmonierenden Geschwister ohnehin nur aus der Überforderungssituation oder dem schlechten Gewissen, den geliebten Vater nun doch in fremde Hände geben zu müssen, heraus entstanden. Nachdem Sie die beiden wieder hereingebeten haben, sagen Sie, dass Sie beide Parteien als sehr bemüht um das Wohl des Vaters erlebt haben. Das entspannt die Situation und suggeriert den Oppositionen einen „Common Ground", ein gemeinsames Ziel. Nachdem beide versichert haben, dass sie wirklich nur das Beste für ihren Vater wollen, behandeln Sie die Streithähne nun als Team. Es geht nicht mehr um ein Gegeneinander, sondern darum, gemeinsam ein von beiden angestrebtes Ziel zu erreichen. Sie fassen noch einmal alle genannten Argumente in ungeordneter Reihenfolge zusammen – alle Argumente sind gleichwertig, da sie von Teampartnern stammen und nicht mehr von Oppositionen. Dann fügen Sie noch Ihre eigenen Vorschläge für eine gute Lösung an. Nun geben Sie den Geschwistern noch einmal zehn Minuten Zeit, um in Ihrer Gegenwart einen geeigneten Weg zu vereinbaren. Dabei kommt es wieder zu kleinen Streitigkeiten, die Sie durch Erinnern an die Regeln unter Kontrolle halten. Schließlich einigen sich die Kinder darauf, Herrn H. noch einmal zu einer Abschlussstunde zu Ihnen zu bringen und dann eine neue Therapie in H.s neuem Wohnort zu beginnen. Sie selbst erklären sich bereit, ihnen einige kompetente Kollegen in der Gegend zu empfehlen.
Klingt doch wunderbar, oder? Alle scheinen zufrieden zu sein. Lassen Sie uns nochmals reproduzieren, was ist in dem beschriebenen Beispiel eigentlich passiert ist. Machen wir es schrittweise:

1. **Zustimmung zur Konfliktlösung**
   Holen Sie die definitive Willenserklärung der verschiedenen Parteien ein, sich wirklich einigen zu wollen.
2. **Aufstellung der Regeln**
   Legen Sie Grundregeln für die Kommunikation fest. Diese sollten in jedem Falle das Verbot von Schimpfwörtern und das Sprechen in einer angemessenen Lautstärke beinhalten. Manchen Sie zudem klar, dass Sie, und nicht die Streitparteien, für den Ablauf des Gesprächs, sprich die zeitliche Struktur, zuständig sind.
3. **Argumentation**
   Geben Sie jetzt jeder Partei gleich viel Zeit, um ihre Argumente vorzubringen. Der Zeitraum sollte auf fünf bis maximal zehn

Minuten begrenzt sein. Lassen Sie keine doppelten Argumente zu und machen Sie sich Notizen.

4. **Pause**
   Nun machen Sie eine kleine Pause (die Parteien verlassen den Raum), die Sie dazu nutzen, Ihre Notizen durchzugehen. Ihre Aufgabe ist es, den „Common Ground“, also das gemeinsame Ziel, zu entdecken. Im Notfall „erfinden“ Sie eines. Dies funktioniert am besten durch Abstraktion: Verallgemeinern Sie die gegnerischen Argumente so lange, bis Sie eine Gemeinsamkeit entdecken können.
5. **Das gemeinsame Ziel**
   Bitten Sie die Parteien wieder herein und präsentieren Sie das gemeinsame Ziel. Holen Sie sich die Versicherung, dass sich alle Anwesenden mit diesem Ziel identifizieren können. Sollte dies nicht der Fall sein, dann haben Sie entweder ein ungünstiges Ziel gewählt, oder eine der Parteien ist nicht wirklich an einer Lösung des Konflikts interessiert, was zum Abbruch des Gesprächs führen muss.
6. **Die Lösung**
   Haben die Anwesenden zugestimmt, dann erklären Sie ihnen, dass sie eigentlich ein Team sind und es nur darum geht, gemeinsam den besten Weg zur Erreichung dieses Ziels zu finden. Als Hilfestellung fassen Sie nochmals alle genannten Argumente kurz zusammen und ergänzen diese mit eigenen Ideen. Dann sind wieder die anderen dran: Die Anwesenden erhalten nun zehn bis fünfzehn Minuten Zeit, um einen Kompromiss zu schließen. Gelingt dies, war Ihre Intervention erfolgreich und der Konflikt ist – wenn auch nicht immer vollständig – in den meisten Fällen gelöst.

Wahrscheinlich wird es in Ihrem klinischen Alltag nur selten zu solchen konkreten Konfliktregelungen kommen. Dennoch werden Sie anhand des nachfolgenden Beispiels sehen, dass Sie auch einzelne Elemente des vorgestellten mediatorischen Ansatzes immer wieder gut in konfliktreichen Situationen anwenden können.

Kommunikationsbeispiel 1 für mediatorische Ansätze in der Kommunikation

Angehöriger	Danke, dass Sie sich nochmal Zeit genommen haben.
Therapeut	(lächelt) Das ist doch selbstverständlich.
Angehöriger	Aber ich wollte Ihnen wirklich nochmal sagen, dass ich weiterhin bei der Therapie meiner Tochter anwesend sein möchte, egal was sie sagt. Sie ist ein Teenager, noch nicht erwachsen, sie selbst kann das nicht bestimmen.

Therapeut	Natürlich wäre es günstig, wenn Sie und Ihre Tochter einen Kompromiss finden würden, zumal ich sonst fürchte, dass sich Ihr Streit negativ auf die Genesung Ihrer Tochter auswirken könnte.
Angehöriger	Ja aber … Sie will ja nicht mehr mit mir reden (wirkt verletzt).
Therapeut	Ich habe mit Ihrer Tochter gesprochen. Sie möchte den Konflikt sehr wohl bereinigen. Wenn Sie wollen, können wir ein Gespräch zu dritt vereinbaren. Die Voraussetzung dafür wäre allerdings, dass ich dabei die Regeln aufstelle, und dass Sie und Ihre Tochter sich an diese Regeln halten … Also nichts was aufregt, keine Beschimpfungen, kein Kratzen, Spucken, Treten. Ich wäre nur für die Struktur des Gesprächs zuständig, damit Sie sich ganz auf das Finden eines Kompromisses konzentrieren können. Wären Sie damit einverstanden?
Angehöriger	(stutzt kurz) Naja … ja. Doch, eigentlich kann ich mir das gut vorstellen. Ich glaube auch, dass meine Tochter in Ihrer Gegenwart nicht so frech zu mir sein wird wie sonst.
Therapeut	Gut. Dann rede ich auch noch mit Ihrer Tochter und gebe Ihnen dann Bescheid.
Angehöriger	Ok, dann machen wir es so.

Auch im nächsten Beispiel werden mediatorische Elemente eingebaut, um einen Konflikt zu lösen – diesmal von hierarchisch übergeordneter Stelle.

Kommunikationsbeispiel 2 für Mediatorische Ansätze in der Kommunikation

Therapeut	Ich kann und will einfach nicht mehr mit Frau W. zusammen auf derselben Station arbeiten (wirkt sehr aufgebracht).
Ärztliche Leitung	Momentan sind mir leider die Hände gebunden. Wir können im Moment nicht umbesetzen. Sie müssen natürlich selbst entscheiden, was Sie aushalten oder nicht. Aber personelle Veränderungen gehen im alten Jahr ohnehin nicht mehr.
Therapeut	Dann werde ich wohl kündigen müssen oder ins Burnout gehen. Das halt ich nicht mehr aus (beginnt zu weinen …).

M

Ärztliche Leitung	(bleibt sehr ruhig und bietet ein Taschentuch an) Das täte mir sehr leid. Sie wissen, dass ich Ihre Arbeit immer sehr geschätzt habe … und auch die Arbeit von Frau W.
Therapeut	Ja, ich arbeite hier auch sehr gern, aber was zu viel ist, ist zu viel.
Ärztliche Leitung	Ich mache Ihnen einen anderen Vorschlag: Wenn Sie wirklich den Konflikt bereinigen wollen und Frau W. das auch möchte, dann biete ich Ihnen an, dass wir uns zu dritt zusammensetzen.
Therapeut	(unterbricht) Aber das bringt ja mit der nichts, sie lässt mich nicht einmal ausreden.
Ärztliche Leitung	(bleibt weiterhin sehr ruhig) Dafür wäre ich in einem Dreiergespräch zuständig. Ich würde ausschließlich darauf achten, dass Sie sich gegenseitig ausreden lassen, dass niemand beschimpft wird und dass Sie Ihren Konflikt auf Ihre Weise lösen können. Das heißt, ich würde nur darauf achten, dass das Gespräch fair und ruhig abläuft. Klären müssen Sie die Sache ohnehin selbst.
Therapeut	Das wird sie niemals machen.
Ärztliche Leitung	Wer? Frau W.? Ich werde sie fragen, wenn es Ihnen recht ist.
Therapeut	Naja, ich weiß nicht …
Ärztliche Leitung	Also bevor Sie kündigen, wäre ich sehr froh, wenn Sie es zunächst so probieren würden. Kündigen können Sie dann immer noch.
Therapeut	Na, versuchen wir es halt.

So oder so ähnlich könnte auch Ihr klinischer Auftritt als Vermittler aussehen.

Zur Reflexion

Folgende Fragen sollten Ihnen als Anregung für die Praxis dienen:

- Wie hoch schätzen Sie Ihre eigene Konfliktfreudigkeit ein?
- Sind Sie eher streitlustig oder eher harmoniebedürftig?
- Haben Sie schon einmal versucht, sich zwei zerstrittene Personen als Team vorzustellen? Welche Gemeinsamkeiten könnten die zwei „Streithähne“ haben? Welche Motivation haben sie, um den Konflikt beizulegen?
- Glauben Sie, dass es „nicht-beilegbare“ Konflikte gibt?

N Nachtsprache vs. Tagsprache oder wie Sie mit sedierten, schwer kranken oder entrückten Patienten in Kontakt treten

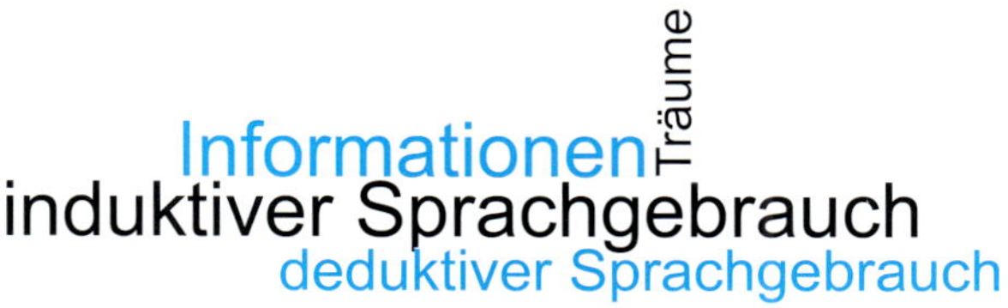

Abb. N.1 Themenfeld Nachtsprache vs. Tagsprache

▶ Abb. N.1

Schwerstkranke, verunfallte, traumatisierte oder gar sterbende Patienten durchleben eine Krise auf allen Ebenen ihrer Existenz. Die Erfahrungen, die diese Menschen dabei machen, sind so individuell, so archaisch und so emotional, dass Worte häufig nicht ausreichen, um zu beschreiben, was gerade vor sich geht. Gleichsam sind diese lebensbedrohlichen Umstände sehr angsteinflößend und lösen häufig den Wunsch nach Hilfe aus. In diesem Dilemma steckend, bedienen sich viele der schwer betroffenen Patienten einer **Symbolsprache.** Diejenigen unter Ihnen, die mit der Arbeit mit sterbenden Menschen vertraut sind, kennen vielleicht die Geschichten von abgelegten Eheringen, von der Angst vor der Dunkelheit oder von den visionären Beschreibungen von Sterbenden. Diese Geschichten berühren jeden, der dabei ist. Sie ziehen einen förmlich in ihren Bann. Vielleicht kennen Sie auch Fälle, in denen Ihre eigene Betroffenheit klar und deutlich sagt, dass genau diese alte Patientin die Therapie nicht verweigert, weil ihre Verwirrung oder ihre physische Fragilität zunimmt, sondern weil diese alte Dame weiß, dass keine Therapie auf das vorbereiten kann, was nun vor ihr liegt, oder weil sie glaubt, dass es nichts gibt, was sie noch retten kann. Es ist so, als würden Menschen in Not mittels einer Symbolsprache noch einmal ihre Netze auswerfen und uns einen etwas beunruhigenden, aber sehr emotionalen Einblick in ihren veränderten Bewusstseinszustand gewähren. Neben den lebensbedrohlichen Zuständen und Krisen können sich Patienten aber auch durch Medikamente oder andere Substanzen in einem Zustand der Sedierung befinden, der nur noch einen **symbolischen** oder **traumartigen Sprachgebrauch** zulässt. In der **Kommunikationswissenschaft** sprechen wir von einem **deduktiven Sprachgebrauch** – oder einfacher formuliert, der **Nachtsprache.** Die Nachtsprache bedient sich archaischer Symbole, Bilder und mehrdeutiger Formulierungen. Wir können sie nicht einfach reduzieren. Sie ist immer unscharf, doppeldeutig und unklar. Zugleich ist sie eben auch immer wahrnehmbar, immer berührend und immer emotional. Diese Bandbreite muss der deduktive Sprachgebrauch haben. Er transportiert Botschaften jenseits unserer Sprache – Emotionen, Einsichten und Visionen. Ihm gegenüber steht der **induktive Sprachgebrauch** oder eben die **Tagsprache.** Ziel des induktiven Sprachgebrauchs ist es, Informationen und Sachverhalte möglichst genau zu übermitteln. Der Großteil unserer Fachliteratur bedient sich ausschließlich dieser Tagsprache. Wer sich einmal durch Standardwerke der medizinischen Literatur aus den 1980er Jahre gekämpft hat, weiß, dass das Lesen oder auch Hören eines solchen Sprachgebrauchs auf Dauer sehr anstrengend ist, da wir ständig Informationen aktiv aufnehmen müssen, während unsere Emotionen meistens nicht bemüht werden. Sehr spannend in diesem Zusammenhang ist die Tatsache, dass Menschen sich im beruflichen Alltag eher mit Tagsprache umgeben als im Privatleben. Dort wird nämlich auf die Nachtsprache oder zumindest auf eine **Mischung der beiden Sprachmodalitäten** gesetzt. Schaut man sich an, wie viel mehr Menschen in Konzerte strömen als in Fachvorträge, dann weiß man, warum das so ist. Jeder gute Nachrichtensender im Fernsehen weiß, dass man als Infomedium der Tagsprache und Informationsweitergabe verpflichtet ist. Um jedoch ausreichend viele Zuschauer anzulocken, bedürfen aktuelle Meldung einer geeigneten bildhaften Untermalung. Erst die Bilder, z. B. von einer Flutkatastrophe, lassen erahnen, was wirklich passiert ist. Die Höhe der Wellen in Meterangabe und die Anzahl der vermissten Personen können wir nicht wirklich erfassen. Erst die zerstörten Häuser und die überfluteten Autos machen uns begreiflich, welche Auswirkungen die Nachricht tatsächlich hat. Trotz dieser Einschränkungen ist der induktive Sprachgebrauch höchst nützlich. Er erlaubt uns, Wissen weiterzugeben, Wegbeschreibungen zu folgen und E-Mails zu versenden. Stellen Sie sich vor, wie lange Übergaben auf der Station eines Krankenhauses dauern würden, wenn statt der Fokussierung auf Informationsweitergabe ein Sprachgebrauch gepflegt würde, der nur symbolhaft ist – von den gesundheitlichen Auswirkungen auf die Patienten einmal ganz abgesehen. Sie sehen, dass das Leben in unserer modernen Welt durch den Einsatz der Tagsprache einfacher ist.

Traumhaft und nebulös wirkt die Nachtsprache dagegen auf die Umwelt – häufig irritierend, unangenehm oder mysteriös. Schnell wollen wir die Zeichen deuten, die das Unaussprechliche in Worte kleiden. Dann, so hoffen wir, können wir es erklären, behandeln und kontrollieren. Leider, oder zum Glück, lassen sich bestimmte Aspekte, Emotionen und Bewusstseinszustände nicht in Worte zwängen. Sie verlangen das volle Repertoire unserer Kommunikationsskala. Versuchen Sie einmal mit Patienten, die der Tagsprache bereits entrückt sind, auf einer Ebene zu kommunizieren. Sprechen Sie nur mit der Berührung Ihrer Hände, mit dem Ausdruck Ihrer Augen oder mittels eines Bildes, welches Sie für diese Patienten malen. Hören Sie auf, Fragen auf der induktiven Sprachebene zu stellen, die Ihnen der Patient bereits auf der nachtsprachlichen Ebene beantwortet hat. Öffnen Sie Augen und Ohren und vor allem Ihr Herz ganz weit, wenn Sie beim nächsten Mal einem Menschen in einer für ihn bedrohlichen Krise begegnen. Machen Sie sich auf die Suche nach den subtilen Botschaften, denen wir nur nachspüren, auf die wir aber niemals mit dem Finger zeigen können. Auch jetzt möchte ich Sie wieder ermuntern, die gewohnten, kommunikativen Trampelpfade zu verlassen und sich den neuen Möglichkeiten zu stellen. Seien Sie neugierig und stellen Sie sich und Ihrer Umwelt Fragen, auf die es wahrscheinlich keine Antwort gibt. Was bedeuten die neuen Blumen auf Frau K.s Nachtisch? Welche Bedeutung haben die komischen Tiere, die die kleine I. ständig für ihre krebskranke Mutter zeichnet? Bei all diesen Übungen dürfen Sie nicht vergessen, dass Sie in Ihrer therapeutischen Funktion eine wichtige Brücke darstellen. Sie vermitteln zwischen Wissenschaft und Befinden und zwischen Körper und Emotion. Sie werden dieser großen Aufgabe eher gerecht, wenn Sie in Tag- und Nachtsprache kommunizieren können. Für beide Formen des Austauschs sollte in Ihrer Therapie Platz sein.
Aber auch diejenigen unter Ihnen, die selten mit solchen Patienten zu tun haben, können üben: Nutzen Sie bei Ihrem nächsten Patientenkontakt zur Kommunikation einmal den Rhythmus. Sie können auf einer Medikamentenbox trommeln, um zu signalisieren, dass die Einheit fast zu Ende ist. Sie können Musik einsetzen, um Ihre Stimmung auszudrücken. Oder Sie rasseln mit Ihrem Schlüsselbund und schauen einfach, was passiert. Ihrer Kreativität sind keine Grenzen gesetzt, sofern Sie Ihre Patienten damit nicht in Angst und Schrecken versetzen. Zudem dürfen Sie nicht vergessen, dass nicht ausschließlich schwer betroffene Patienten sich einer deduktiven Sprache bedienen. Auch bestimmte Themen, z. B. gesellschaftliche Tabus wie Sexualität oder Armut, fördern bei einigen Menschen die Verwendung der Nachtsprache. Therapeutische Handpuppen werden in diesem Sinne

häufig in der Arbeit mit missbrauchten oder misshandelten Kindern eingesetzt: Das Puppenspiel kann symbolisch und bildhaft von dem erzählen, was zu schrecklich ist, um es in Worte zu fassen.
Wenden wir uns nun einem weniger dramatischen Beispiel für den **Wechsel von induktiver zu deduktiver Sprache** im klinischen Alltag zu.

N

Kommunikationsbeispiel 1 für Nachtsprache vs. Tagsprache

Therapeut	Wie geht es Ihnen heute (beugt sich tief zum sehr schwachen und aufgedunsenen Gesicht des Patienten herab)?
Patient	(reagiert sehr lange nicht, dann ein leichtes Kopfschütteln).
Therapeut	Nicht gut (mit besorgter Stimme)?
Patient	(mit schwacher Stimmer wiederholend) Nicht gut.
Therapeut	Haben Sie Schmerzen?
Patient	(keine Reaktion, dann nur ein Seufzen).
Therapeut	Möchten Sie etwas gegen die Schmerzen?
Patient	(mit etwas kräftigerer Stimme) Ja, etwas gegen die Schmerzen.
Therapeut	Dann gebe ich den Schwestern Bescheid (dreht sich weg).
Patient	(öffnet plötzlich die Augen sehr weit und fährt mit klarer Stimme fort) Wenn die Nacht nur schon vorüber wäre!
Therapeut	Aber es ist doch Tag (wendet sich erschrocken wieder dem Bett zu).
Patient	(blickt ernst und klar auf. Nach langem Schweigen und mit einem Kopfschütteln) Wenn der Morgen da wäre ...
Therapeut	(lächelt betroffen und etwas traurig) Ja, das wünsche ich mir auch für Sie.

Diese kurze Sequenz zeigt, wie genau wir hinhören und hinschauen müssen, um zu bemerken, wie und in welchem Sprachgebrauch uns etwas mitgeteilt wird. Das gilt auch für das nachfolgende Beispiel.

Kommunikationsbeispiel 2 für Nachtsprache vs. Tagsprache

Therapeut	Wie geht es Ihnen heute? Ich bin es, L. (berührt den Patienten an der Schulter).
Patient	(seufzt nur, hält die Augen geschlossen).
Therapeut	Ich werde jetzt die Decke zurückschlagen, damit ich Ihre Beine bewegen kann. Das wird vielleicht etwas kalt (schlägt die Decke vorsichtig zurück).

Patient	(seufzt erneut und öffnet die Augen).
Therapeut	(nimmt sofort die Hände vom Bett und sucht Augenkontakt) Hallo!
Patient	(lächelt schwach).
Therapeut	(wiederholt) Wie geht es Ihnen heute?
Patient	(deutet mühevoll auf die Schublade des Nachtschranks).
Therapeut	Soll ich die öffnen?
Patient	(nickt schwach und ernst).
Therapeut	(öffnet die Lade und findet einige Tabletten darin, die offensichtlich nicht mehr eingenommen wurden) Sie haben Ihre Medikamente nicht mehr genommen?
Patient	(lächelt schwach und schüttelt den Kopf).
Therapeut	(überlegt kurz, fährt dann fort) Möchten Sie dann heute auch keine Therapie mehr, wenn Sie schon die Medikamente nicht mehr wollen?
Patient	(lächelt erleichtert und nickt).
Therapeut	Gut, dann schaue ich aber später nochmal nach Ihnen.

Auch hier sehen Sie wieder, wie subtil und symbolhaft Kommunikation ablaufen kann.

Zur Reflexion

Folgende Fragen sollen Ihr Gespür noch mehr schärfen:

- Schauen Sie im Kino oder im Fernsehen lieber Horror- oder Liebesfilme? Warum ist das so und was lösen diese Filme in Ihnen aus?
- Wenn Ihre Patienten Tiere wären, welche Arten hätten Sie momentan in Behandlung? Für welche Eigenschaften stehen welche Tiere?
- Erinnern Sie sich zurück an Ihre erste Liebe und Ihren ersten großen Kummer. Wenn Sie Bilder für beide Situationen malen müssten, wie würden diese aussehen?
- Welche Symbole fallen Ihnen für das Leben ein, welche für den Tod?
- Haben Sie ein Lieblingslied? Wenn ja, welches? Was spricht Sie an der Melodie oder dem Text des Liedes an? Was hat das Lied mit Ihnen oder Ihrem Leben zu tun?

O Obrigkeiten und Hierarchien oder wie Sie Machtverhältnisse im Gesundheitsbereich sinnvoll für Ihre Kommunikation nutzen

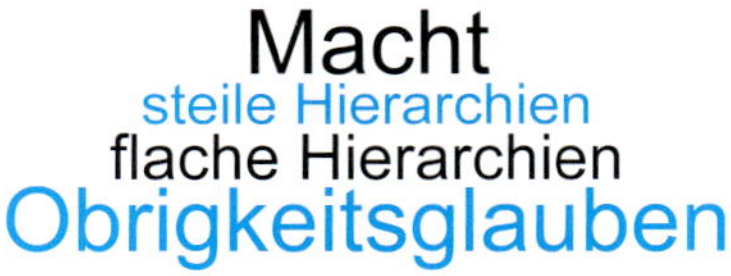

Abb. O.1 Themenfeld Obrigkeiten und Hierarchien

▶ Abb. O.1

Es gibt in der westlichen Welt viele Bereiche mit flachen und ebenso viele mit steilen **Hierarchien.** Trotz aller Änderungsversuche gehört der Gesundheitsbereich zumindest in der westlichen Welt noch immer zu letzteren – das wissen alle, die in der klinischen Realität zuhause sind. Hier herrschen **klare Kompetenzverteilungen, Machtstrukturen, Lagerdenken** und **Vorurteile.** Dies lässt sich zum einen auf die geschichtliche Entwicklung der Medizin zurückführen, ist zum anderen auch in der chronischen Ressourcenknappheit des Bereichs begründet. Nie war genug Geld, Zeit oder Personal vorhanden, um die guten Ideen der WHO umzusetzen. Hinzu kommt noch die magische Aura, die alles umgibt, was mit Heilwissen und Medizin zu tun hat. Die moderne Auffassung, die Medizin sei eine Wissenschaft, ist eher jung. Alt aber die Meinung, die Medizin sei Magie. Betrachtet man die Menschheitsgeschichte, so stellt man fest, dass es sich beim medizinischen Personal vermehrt um magische Persönlichkeiten, Götter und Göttinnen, Schamanen, weise Frauen und Medizinmänner handelt. Eine ordentliche Portion Respekt Vertretern des Gesundheitswesens gegenüber ist bis heute erhalten geblieben. In den Augen des Normalbürgers sind die Profis des Gesundheitssektors noch immer keine Normalsterblichen, denn in ihren Händen liegt das Geheimnis des Lebens – und natürlich des Todes, wenn Sie so wollen. Diese Illusion verstärken wir immer weiter. Immer mehr und neue Behandlungsmethoden lehren den Tod das Fürchten – meist allerdings nur so lange, bis er eben tatsächlich eintritt.

Einher mit der Tradition und Würde dieser Zunft gehen die sprichwörtlich **steilen Hierarchien in der Medizin.** Kaum ein Chefarzt oder ein Herzchirurg, der nicht davon überzeugt ist, einen der – zumindest für andere – attraktivsten Jobs der gesamten Gesellschaft innezuhaben. Natürlich erreicht man diese Funktion nur durch Wissen, harte Arbeit und Grips – aber das gilt auch für etliche andere, weniger prestigeträchtige Berufe. Fakt ist, dass diejenigen, die es im Gesundheitsbereich zu etwas gebracht haben, nur selten etwas von ihren hart errungenen Kompetenzen, der Würde und der Macht, die ihnen diese Stellung einbringt, abgeben wollen.

Was aber bedeutet das für die **Kommunikationsstrukturen innerhalb des Gesundheitswesens?** Macht ist nicht besonders förderlich für die zwischenmenschliche Kommunikation. Die Queen weiß ein Liedchen davon zu singen, plaudern doch auf ihren Gartenpartys alle Gäste mit Gott und den Welt, nur nicht mit der Gastgeberin. Ihr gegenüber werden steife auswendig gelernte Phrasen herausgepresst. Ähnlich ist die Situation in den meisten Einrichtungen des Gesundheitsbereichs: Die einflussreiche Etage erfährt als letzte, wie es in den Köpfen der schlechter bezahlten Kollegen ausschaut. Die Leitungsriege trägt dabei allerdings nicht die alleinige Schuld. Man will sich meist gar nicht „in die Karten" schauen lassen, und schon gar nicht von der eigenen Chefin oder dem Vorgesetzten. Probleme werden angesprochen, sofern die Ursache des Problems nicht in der eigenen Person oder im eigenen Verhalten liegt, sondern mit anderen zu tun hat. Auf die Frage, ob man selbst mit der Arbeit gut zurecht kommt, ob es einem im neuen Team gefällt oder ob der neue Behandlungsraum nicht viel besser als der alte ist, wird meistens mit handfesten Lügen geantwortet. Sollten Sie selbst eine leitende Funktion innehaben, dann schreiben Sie es sich hinter die Ohren: Solche Fragen werden nie ehrlich beantwortet und zeigen höchstens Ihren guten Willen Ihren Mitarbeitern gegenüber. Niemals werden Sie so erfahren, wie es in Ihrem Team wirklich aussieht.

Sollten Sie keine Leitungsfunktion innehaben, sondern nur ein Rädchen irgendwo im Getriebe sein – was im Gesundheitsbereich selten vorkommt, da es aufgrund der steilen Hierarchien meistens immer noch jemanden unter Ihnen gibt, dem Sie sagen können, wo es langgeht –, dann kann man Sie ebenfalls nicht mit gutem Gewissen dazu aufrufen, Ihrem Boss die Augen hinsichtlich seines schlampigen Führungsstils zu öffnen oder Ihrer Geschäftsführerin zu sagen, dass Sie endlich auch einen überdachten Parkplatz (so wie sie) haben wollen. Die großmütige Aufforderung „frei von der Leber weg" erweist sich meist als Falle – ob bewusst oder unbewusst gestellt, lässt sich im Nachhinein häufig nicht mehr rekonstruieren. Ist die Wahrheit erst einmal heraus, gibt es kein Zurück mehr. Man hat sich als unzufrieden geoutet und die Führung weiß es. Man kann sich dann ab sofort darauf einstellen, nun eine besondere Art der Aufmerksamkeit zu erhalten, die nicht immer angenehm oder der eigenen Karriere dienlich ist. Noch viel verheerender kann sich das starke **hierarchische Gefälle** auf die Kommunikation mit Ihren Patienten auswirken: Obwohl es sich dank schlechter Presse und Öffnung des Bildungssystems langsam herumspricht, dass Medizinmänner und -frauen auch nur Menschen sind, halten viele Patienten noch immer ehrfurchtsvoll den Atem an, wenn ihnen ein weißer Kittel begegnet. Stellen Sie sich vor, diese Menschen würden im Pyjama, im Nachthemd oder sogar nackt vor Ihnen stehen – wie mag es dann um deren Selbstbewusstsein bestellt sein? Und wie hoch ist die Chance, dass Sie von einer solchen Person eine ehrliche Antwort auf die Frage „… und, haben Sie das Gefühl, dass Ihnen unsere Therapie guttut?“ erhalten? Wohl eher gering. Gerade ältere Patienten sind häufig noch mit einem klaren Klassenmuster im Kopf erzogen worden. In ihrer Vorstellung stehen Sie häufig direkt auf einer Stufe mit dem Oberlehrer oder dem Pfarrer. Dies ist natürlich für ein Vertrauensverhältnis nicht günstig, und deshalb müssen zum Wohl einer professionellen Beziehungsarbeit Gegenmaßnahmen ergriffen werden. Hier empfiehlt sich eine Doppelstrategie. Werten Sie Ihre Patienten auf – z. B., indem Sie sie loben, verstärkt in die Therapieplanung einbeziehen oder Interesse an ihren Geschichten oder ihrem Umfeld zeigen – und machen Sie sich selbst etwas kleiner: Zeigen Sie, dass auch Sie nur ein Mensch sind. Verweisen Sie darauf, dass es auch über Ihnen eine weitere Hierarchieebene gibt. Erinnern Sie daran, dass Sie selbst nur eine Art Zulieferer sind, die Genesung hingegen vom Körper des Patienten geleistet wird. Ziehen Sie vielleicht bei der einen oder anderen Frage die Kollegen zu Rate, ohne sich dabei jedoch als unsicher oder inkompetent zu präsentieren. Zeigen Sie, dass Sie ein Mensch sind und machen Sie den Patienten klar, dass es keine Hierarchie gibt, die Patienten auf eine Ebene unter die Profis stellt.

In anderen Fälle kann es nützlich sein, die Hierarchieunterschiede nicht abzuschwächen, sondern zu verstärken: Werden Sie seitens der Leitung zu stark überwacht oder ständig kritisiert, dann hat Ihr Vorgesetzter offensichtlich zu viel Zeit. Drehen Sie den Spieß um und bitten Sie um Hilfe, Anleitungen und Ideen zur Verbesserung Ihrer Performance. Fragen Sie lieber einmal zu viel als zu wenig. Überschwemmen Sie Ihre Leitung mit guten Vorschlägen und Fragen, wenn möglich mit solchen, die schlecht oder nur mit viel Recherche und auch einigen Telefonaten beantwortet werden können. Sie machen sich mit diesem Verhalten in der Chefetage zwar nicht beliebter, aber Sie werden wahrscheinlich seltener hohen Besuch empfangen und haben so bald wieder Ihre Ruhe. Ebenso günstig kann es sein, denjenigen, die Ihnen hierarchisch untergeordnet sind, die kalte Schulter zu zeigen, wenn Sie sich in Ihrer Leitungsfunktion behaupten wollen. Bleiben Sie einige Male in der Teamsitzung bei einem geäußerten Witz ernst und verweisen Sie scharf auf die Tagesordnung. Schließen Sie häufiger die Bürotür hinter sich mit dem Hinweis, jetzt nicht gestört werden zu wollen. Sie werden feststellen, dass Sie sich bald wieder durchsetzen können.

Folgendes Gespräch aus der Praxis zeigt, wie geschickt der Therapeut die ehrfürchtige Scheu des Gegenübers aufweicht, um vernünftig weiterarbeiten zu können.

Kommunikationsbeispiel 1 für Obrigkeiten und Hierarchien

Therapeut	Guten Morgen! Nehmen Sie doch schon einmal Platz! Ich bin gleich soweit.
Patientin	(sehr schüchtern) Grüß Gott, entschuldigen Sie bitte ... (bleibt unschlüssig stehen), ich kann auch draußen warten, wenn ich zu früh bin.
Therapeut	Nein, nein, Sie sind pünktlich, ich bin heute etwas in Verzug. Möchten Sie ein Glas Wasser oder einen Saft (bedeutet dem Gegenüber mit der Hand, Platz zu nehmen)?
Patientin	(setzt sich zögerlich hin) Nein danke.
Therapeut	Gut, ich nehme mir aber eins, ich habe nämlich einen Riesendurst. Das kommt sicher von der Sardellenpizza, die ich gestern viel zu spät noch gegessen habe (lacht).
Patientin	(lächelt etwas verunsichert, sagt aber nichts).
Therapeut	Entschuldigung, aber was haben Sie denn da für ein tolles Armband? Darf ich mal sehen?
Patientin	(streckt den Arm entgegen und lächelt noch etwas mehr) Das macht meine Tochter selber. Die hat so einen kleinen Kreativshop, da verkauft sie nur handgemachte Dinge.
Therapeut	(staunt und strahlt) Beneidenswert, künstlerisch veranlagt bin ich leider gar nicht. Hat Ihre Tochter wohl von Ihnen, die Kreativität?
Patientin	(wird leicht rot und wirkt erheitert) Nun ja, ich selbst male ein wenig und ich hab früher immer geschaut, dass sie malen und basteln kann als sie noch klein war.
Therapeut	Sehen Sie, das haben meine Eltern wohl versäumt.
Patientin	(taut jetzt sichtlich auf) Dafür helfen Sie doch kranken Menschen!

Sie sehen, dass gegen Ende des Dialoges die Hierarchie soweit durchbrochen wurde, dass die Patientin den Therapeuten sogar aufmuntern wollte. Auch in der nächsten Sequenz wird deutlich, dass vorhandene Hierarchien durch geschickte Kommunikation abgebaut werden können.

Kommunikationsbeispiel 2 für Obrigkeiten und Hierarchie

Therapeut	Und, wie ist es Ihrem Sohn nach der letzten Therapie ergangen? Die Pflege hat berichtet, dass es Probleme mit der Atmung gab?
Angehöriger	(wirkt verlegen) Nein … ja … also … Mit Ihrer Therapie sind wir natürlich sehr zufrieden … Also, wir sind ja froh, dass Sie sich immer so viel Zeit für R. nehmen …
Therapeut	Das ist sehr lieb von Ihnen, aber das ist ja auch mein Job! Natürlich spricht nicht jeder Mensch gleich auf bestimmte Behandlungsmethoden an, und Sie kennen Ihren Sohn wirklich gut. Daher bin ich auf Ihre Einschätzung angewiesen. Sie und Ihre Familie sind die Experten, wenn es um Ihren Sohn geht.
Angehöriger	(wird rot und schaut zu Boden) Naja … also … wie gesagt, wir wollen alle, dass er weiterhin von Ihnen behandelt wird …
Therapeut	Das freut mich. Ich arbeite auch sehr gerne mit Ihrem Sohn, aber dazu brauche ich Ihre Hilfe.
Angehöriger	Meine Hilfe (wirkt überrascht)?
Therapeut	Richtig. Sie können Ihrem Sohn beim Gesundwerden helfen, wenn Sie mir genau sagen, wie er jeweils auf die Therapie reagiert. Ich selbst sehe es ja nicht, und fragen kann ich ihn leider auch nicht.
Angehöriger	Naja (macht sich etwas größer auf dem Stuhl und räuspert sich) Also, nach der letzten Therapie gab es wirklich etwas Probleme mit der Atmung, aber ich glaube nicht, dass Sie schuld sind.
Therapeut	(lächelt) Das glaube ich auch nicht. Es geht eher darum, dass ich diese Informationen in die weitere Therapieplanung einbeziehe, damit ich Ihren Sohn optimal behandeln kann, verstehen Sie? Wir (deutet auf sich und den Angehörigen) sind jetzt ein Team (streckt die Hand aus).
Angehöriger	(strahlt plötzlich und ergreift die Hand) Ja, ein Team!

Zur Reflexion

Damit das Spiel mit den Hierarchien auch Ihnen gelingt, schauen Sie sich nachfolgende Fragen an:

- Auf welcher Hierarchieebene stehen Sie in der Einrichtung, in der Sie tätig sind? Welche sind die Vorteile Ihrer Position, welche die Nachteile?
- Auf welcher Position in der Hierarchie des Gesundheitsbereichs ständen Sie am liebsten? Was bedeutet Ihnen Macht?
- Wie würden Sie sich vor Ihren Patienten „kleiner" machen? Wie würden Sie Ihren Vorgesetzten um den „kleinen Finger" wickeln?
- Wie verhalten Sie sich gegenüber Praktikanten, Auszubildenden und Studierenden? Haben Sie sich schon einmal gefragt, was Sie von ihnen lernen können?
- Was schüchtert Sie in Gesprächen ein? Was lässt Sie in Gesprächen mutiger werden?

P Privatsphäre vs. Beziehungsaufbau oder wie Sie Beziehungsarbeit leisten und sich trotzdem abgrenzen

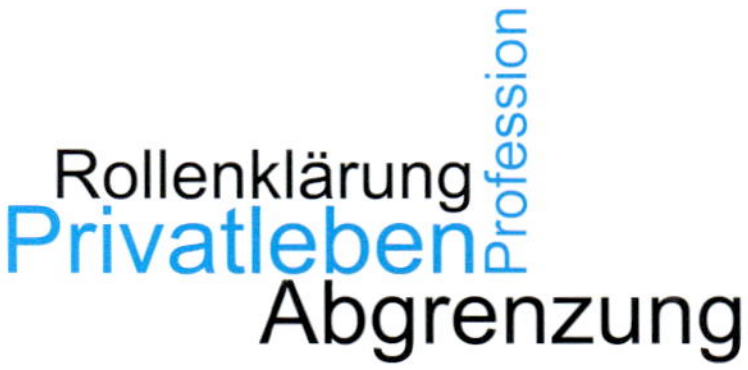

Abb. P.1 Themenfeld Privatsphäre vs. Beziehungsaufbau

▶ Abb. P.1

Sicherlich haben Sie schon gehört, dass man Berufliches und Privates trennen, möglichst nichts von der Arbeit mit nach Hause nehmen sollte und sich von den Patienten abgrenzen muss. Und natürlich wissen Sie auch, wie unmöglich es in manchen Fällen ist, diese wohlgemeinten und sicherlich grundsätzlich sinnvollen Ratschläge in die Tat umzusetzen. Das Grundproblem hat man in der **systemischen Kommunikationstheorie** längst erkannt: **Zwischenmenschliche Interaktion** ist keine Einbahnstraße. Vertrauen und Vertrautheit, Lehren und Lernen, Kommunizieren im Allgemeinen – all das sind dynamische Prozesse, die nicht linear, sondern in alle Richtungen verlaufen. Das heißt, dass Sie sich z. B. vertrauenswürdig verhalten, sogar dem Gegenüber vertrauen müssen, wenn Sie wollen, dass man Ihnen vertraut, dass Sie sich öffnen müssen, damit sich Ihr Gegenüber auch Ihnen öffnet. Dies scheint ein Teufelskreis, der dem widerspricht, was wir alle über die eigene Psychohygiene im Gesundheitsbereich gelernt haben: **Abgrenzung!**

Klingt nach einem richtig kleinen Dilemma, in dem Sie da stecken: Einerseits sollen Ihre Patienten Ihnen vertrauen, sich Ihnen öffnen, sich therapietreu verhalten. Andererseits sollen Sie sich abgrenzen, nicht zu viel von sich preisgeben und objektiv bleiben, damit Sie gut therapieren können und selbst gesund bleiben ohne auszubrennen. Klingt nach einer wahren Mission Impossible!

Nun ja, so schlimm wie es auf den ersten Blick aussieht, ist es in der Praxis aber nicht. Die Lösung steckt in der professionellen Beziehungsarbeit. In der **professionellen Beziehungsarbeit** geht ein Teilaspekt unserer Person, nämlich nur die für unsere Profession relevanten Aspekte, eine Arbeitsbeziehung mit der Person des Patienten ein. Klar? Also nochmals langsam und von vorne: **Beziehungsarbeit** ist ein **multifaktorielles Geschehen** zwischen zwei Individuen, das zum Ziel hat, ein für beide relevantes und spürbares Verhältnis zueinander aufzubauen. Bei der **professionellen Beziehungsarbeit im Gesundheitsbereich** dient dieses Verhältnis dann der **Compliance** und dem **Therapieerfolg.** Aber aufgrund der Strukturen im Gesundheitssektor – hohe Verantwortung, hohe Patientenzahlen, ständiger Kontakt mit Personen mit belastenden Lebenssituationen und Krankheiten, zudem ein hoher Erfolgsdruck – sind **Schutzmaßnahmen** für Fachkräfte des Gesundheitssektors unbedingt notwendig, da anderenfalls mit gesundheitlichen Schäden wie Burnout oder sekundärer Traumatisierung zu rechnen ist. Diese Schutzmaßnahmen umfassen neben verschiedenen Ausgleichs- und Entlastungsmaßnahmen wie Sport, Supervision, Intervision etc. hauptsächlich eine **Abgrenzung vom Patientensystem.** Um sowohl diese Abgrenzung zu erreichen als auch mit den Patienten eine tragfähige Beziehung einzugehen, bedarf es einer Hilfskonstruktion: Der Patient wird eingeladen, eine **Arbeitsbeziehung** mit dem Therapeuten einzugehen – und zwar nur mit dem Teil seiner Persönlichkeit, welcher die Therapeutenrolle erfüllt. Damit dies gelingt, ist es wichtig, dass der Therapeut seine Rolle authentisch ausfüllt und nicht das Gefühl hat, sich verstellen zu müssen. Dies erfordert ein hohes Maß an Identifikation mit der eigenen Position und ein genaues Bild davon, welche Anteile diese Arbeitsrolle beinhaltet und welche eher dem privaten Leben zuzuordnen sind. Ein Beispiel: Patientin K. geht eine professionelle Arbeitsbeziehung mit Therapeut B. ein – und zwar nur mit Therapeut B., nicht mit Privatperson B. Die Kritiker unter Ihnen werden sich fragen, ob dies nicht zu theoretisch ist. Nein, das Gegenteil ist der Fall: Sofern B. seine Rolle als Therapeut klar umrissen hat und in ihr authentisch agieren kann, wird es ihm möglich, nur in dieser Rolle bestimmte Beziehungen einzugehen und zu pflegen. Er kann somit z. B. offen sein, wenn er Offenheit von Patientin K. erwartet, ohne zu riskieren, dass er zu viel von seinem Privatleben preisgibt. Seine Rolle als Therapeut hat zwar ebenfalls einen familiären Background, einen privaten Freundeskreis und eine Privatadresse, diese Informationen sind aber für sein Wirken im klinischen Umfeld nicht von Belang. Patientin K. wird zwar somit keine Infos über B.s Beziehungsstatus erhalten, kann aber z. B. alles über seine Ausbildung, seine Kompetenzen, seine Vorstellungen von der Therapie und seine

P

Einstellung zur Medizin etc. erfahren. Sie darf B. kennenlernen, eine Beziehung aufbauen, Vertrauen fassen – aber nur mit dem Therapeuten B. Alles andere könnte nicht nur für B. gefährlich werden. Auch für die Patientin K. ist es klarer und ehrlicher: B. ist weder ein Bekannter noch ein Freund. Er ist ein professioneller Helfer – ein bezahlter! Würde er Patientin K. in sein Leben integrieren, so könnte das bei Therapieende fatale Folgen haben, welche Sie sich sicherlich selbst ausmalen können. Damit auch Frau K. begreift, womit und mit wem sie es hier zu tun hat, muss sie aufgeklärt werden. Diese Aufklärung wird als **Rollenklärung** bezeichnet: Therapeut B. erklärt Frau K. genau, was seine Funktion beinhaltet, mit welchem Ziel er zu ihr kommt, in welchem zeitlichen Rahmen er ihr zur Verfügung steht und wie lange beide voraussichtlich miteinander arbeiten werden.
Diese Rollenklärung ist von enormer Wichtigkeit. Nehmen Sie sich also zu Beginn der Therapie genügend Zeit dafür. Achten Sie darauf, so genau wie möglich zu beschreiben, in welcher Funktion Sie zum Patienten kommen. Stellen Sie sicher, dass Ihr Patient weiß, worum es in Ihrer Arbeit geht und was er von Ihnen erwarten kann. Im Rahmen der Rollenklärung sollten Sie folgende Fragen für Ihre Patienten und sich selbst beantworten:

- Wer bin ich und in welcher Funktion komme ich zum Patienten?
- Was ist mein Auftrag (bzw. wofür werde ich bezahlt) und welche Leistungen kann der Patient von mir erwarten?
- Welche Kompetenzen, welche Expertise und welche Ausbildung befähigen mich zu dieser Leistung?
- In welchem zeitlichen Rahmen kann der Patient meine Leistungen erwarten? Wo und wie genau werden diese Leistungen erbracht? Wann endet das Erbringen der Leistungen?
- Welche Grundregeln für die Zusammenarbeit gibt es?
- Welche Erwartungshaltungen gibt es bei Ihnen, welche beim Patienten?

Im Rahmen der – zugegebenermaßen engen – Grenzen, die im Verlauf dieser Rollenklärung vereinbart werden, können Sie und Ihr Patient sich frei bewegen und all das tun, was eine gute Arbeitsbeziehung erfordert: Teamgeist entwickeln, wichtige Informationen austauschen, gemeinsam lachen oder weinen, Ziele und deren Umsetzung erarbeiten etc. Sie werden merken, dass alles, was Sie zu Beginn der Therapie geklärt haben, im späteren Verlauf Kräfte und Zeit spart. Auch die vielbeschworene Abgrenzung wird zum Kinderspiel: Statt im Nachhinein zurückrudern zu müssen, neue Regeln aufzustellen oder gar Ihr Gegenüber vor den Kopf zu stoßen, brauchen Sie lediglich ab und an auf die zu Beginn erstellten Grenzen verweisen – bei manchen mehr, bei anderen weniger.

Sollten Sie häufig mit Angehörigen arbeiten, kann es sehr sinnvoll sein, auch mit diesen eine Rollenklärung durchzuführen. Gerade bei der **therapeutischen Arbeit mit Kindern** ist es wichtig und sogar notwendig, intensiv mit den Eltern des jeweiligen Kindes zu reden. Ein solches Beispiel wollen wir uns nun in der praktischen Umsetzung anschauen.

Kommunikationsbeispiel 1 für Privatsphäre vs. Beziehungsaufbau

Angehörige	Grüß Gott!
Therapeut	Hallo, ich bin D. U. Freut mich! Sie müssen A.s Eltern sein (reicht die Hand zum Gruß).
Angehörige	Ja, Dr. B. sagte uns, dass Sie kommen werden, wir dachten allerdings, dass die Therapie erst nächste Woche beginnt …
Therapeut	Das stimmt auch, aber nachdem ich A. gestern schon kennengelernt habe, wollte ich mich auch bei Ihnen vorstellen. Für die Therapie und damit ja auch A.s Genesung wäre es mir sehr lieb, wenn wir uns gut koordinieren und gut zusammenarbeiten (lächelt). Also vielleicht noch einmal vorweg: Dr. B. hat ja vorgeschlagen, eine Physiotherapie mit A. zu beginnen. Wie ich höre, hat er ja schon mehrmals Physio bekommen und sehr gut darauf angesprochen.
Angehörige	Das stimmt. In Bad B. hat er wunderbar auf die Lymphdrainage angesprochen, und das Jahr davor auch.
Therapeut	Gut, ich sehe, Sie sind schon richtige Profis (lacht). Trotzdem würde ich gern noch einmal mit Ihnen die Ziele und Möglichkeiten sowie Ihre Erwartungen bzgl. der Therapie besprechen und Ihnen natürlich auch noch etwas zu unserer Station, meiner Ausbildung und Person sowie der zeitlichen Dauer der Therapie erklären. Als Eltern sollen Sie natürlich wissen, in welche Hände Sie A. geben (lacht).
Angehörige	(lachen ebenfalls) Das wollen wir meinen (lachen weiter, werden dann aber wieder ernster). Nein, im Ernst, sicherlich gern, nur heute ist es zeitlich schon etwas knapp. Unsere jüngere Tochter muss gleich aus dem Kindergarten geholt werden …
Therapeut	Sicher, das versteh ich. Ich dachte mir auch, dass wir uns dafür vielleicht eine dreiviertel Stunde Zeit nehmen. Sind Sie morgen auch wieder da?
Angehörige	Sicher, morgen ist es kein Problem. Also über Mittag sind wir sicher da …

P

Therapeut	Fein, sagen wir dann 11 Uhr? In meinem Büro? Das ist die Tür direkt gegenüber.
Angehörige	Gut, dann kommen wir zu Ihnen.
Therapeut	(reicht zum Abschied wieder die Hand) Dann bis morgen.

Anhand dieses kleinen Dialogs können Sie sich ausmalen, wie günstig sich diese Rollenklärung von Anfang an auf die Zusammenarbeit mit den Eltern auswirkt – was wiederum direkt positiv auf den Therapieerfolg wirken kann.
Im folgenden Beispiel geht es eher darum, unrealistische Vorstellungen seitens der Patienten behutsam zu korrigieren.

Kommunikationsbeispiel 2 für Privatsphäre vs. Beziehungsaufbau

Therapeut	So … sehr gut … dann kommen wir für heute zum Ende.
Patientin	Gut (zieht sich den Bademantel wieder an.), und nun habe ich noch eine kleine Überraschung für Sie vorbereitet (öffnet eine Tasche und holt eine Frischhaltebox hervor). Ich habe gestern zum ersten Mal Sushi selber gemacht. Keine Widerrede, das müssen Sie probieren (öffnet die Box und sucht Essstäbchen aus der Tasche).
Therapeut	Das ist sehr lieb von Ihnen, aber erstens darf ich im Therapieraum aus hygienischen Gründen leider nichts essen, und zweitens nehme ich aus Prinzip kein Essen von meinen Patienten und Patientinnen an, weil ich sonst nicht mehr zum Arbeiten käme.
Patientin	(wirkt enttäuscht) Ach, aber einen Happen können Sie doch schnell … (will die Box öffnen).
Therapeut	(hebt die Hand) Nein, leider … wirklich … ich muss Sie bitten, das Essen auch nicht hier im Raum auszupacken. Es ist sicherlich vorzüglich, aber leider …
Patientin	(packt enttäuscht die Sushi-Box ein).
Therapeut	Aber wissen Sie was? Wenn Sie mir wirklich eine Freude machen wollen, dann machen Sie daheim die Übungen, die ich Ihnen heute kopiert habe.
Patientin	(wirkt ein wenig versöhnt) Ich werde es zumindest probieren.
Therapeut	(lacht) Na, das ist doch schon etwas. Und nicht böse sein wegen des Essens, aber das geht wirklich nicht!
Patientin	Naja, wenigstens haben Sie noch Prinzipien, so etwas findet man heutzutage kaum noch.
Therapeut	Sehen Sie … (lacht).

P

Auch auf die Gefahr hin, dass man Enttäuschung erntet: Niemand von uns wird dafür bezahlt, sich eine Vergiftung zu holen. Das müssen auch Ihre Patienten akzeptieren.

Zur Reflexion

Folgende Reflexionsfragen sollen Ihnen helfen, Ihre therapeutische Rolle für sich selbst klar zu definieren, um diese dann Patienten und deren Angehörigen gegenüber vertreten zu können:

- Für welche Ihrer beruflichen Aufgaben werden Sie bezahlt? Welche Ihrer beruflichen Aufgaben leisten Sie unentgeltlich? Tun Sie dies freiwillig? Tun Sie dies gern? Warum tun Sie es?
- Wie wichtig ist Ihnen der Schutz Ihrer eigenen Privatsphäre?
- Was mögen Sie an sich als Therapeut?
- Was mögen Sie an sich als Privatperson?
- Was würden Sie sich als Therapeut zum Schutz Ihrer eigenen Grenzen raten?
- Wann wurden zum letzten Mal Ihre persönlichen Grenzen durch einen Patienten verletzt? Was war der Grund für diese Grenzverletzung? Was werden Sie beim nächsten Mal in einer ähnlichen Situation anders machen?

Q Querulanten und Störer oder wie Sie entspannt mit Widerständen umgehen

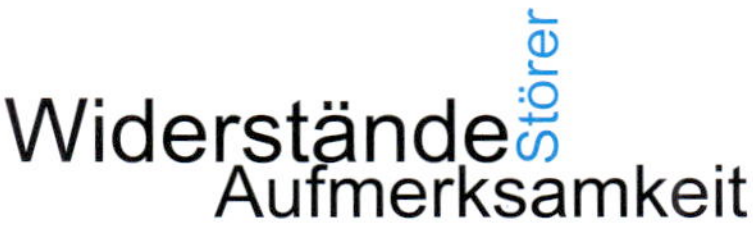

Abb. Q.1 Themenfeld Querulanten und Störer

▶ Abb. Q.1

Widerstand zwecklos! So heißt es zumindest in Fernsehkrimis und wohl auch in manchen Liebesbeziehungen. Dass dem nicht so ist, können Sie in fast jeder Weiterbildung oder Teamsitzung beobachten: In der Regel ist es sehr leicht, unser Gegenüber durch Widerstände aus dem Konzept zu bringen oder in einen provozierten Streit zu locken.

Fast instinktiv beginnen die meisten Menschen, denen Widerstände begegnen, sich gegen selbige zur Wehr zu setzen und sie auszuräumen. Häufig ist aber genau dies vom Gegenüber beabsichtigt. Die Situation soll eskalieren, das Gegenüber als aggressiv präsentiert oder eingeschüchtert werden. Unser Instinkt, uns durch Gegenangriff, Flucht oder Emotionsausbruch zu verteidigen, ist so stark, dass er uns für unsere Umwelt zu relativ gut einschätzbaren Opfern macht. Das muss aber nicht sein: Überraschen Sie Ihr Gegenüber doch einmal, indem Sie ihm einen großen Strich durch die Rechnung machen! Ihnen steht es frei, sich dem Widerstand entgegenzustellen, sich ihm zu beugen oder ihn nicht als Widerstand anzuerkennen. Sie können dazu auch bestimmte **Kommunikationstechniken** anwenden – z. B. das im folgenden Kapitel beschriebene **Reframing.** Lassen Sie sich nur auf Konflikte ein, die Sie selbst als sinnvoll erachten. Anderenfalls können Sie das Gegenüber auch einfach ins Leere laufen lassen bzw. statt in Opposition zu gehen, eine Allianz bilden. So könnten Sie z. B. auf die Beschwerde der Angehörigen G. bzgl. der schlecht ausgestatteten Therapieräumlichkeiten erwidern, dass Frau G. mit ihren Vorwürfen recht habe. Sie wisse ja gar nicht, wie lange Sie selbst sich schon eine bessere Ausstattung für die Therapieräume wünschten.

Nein, Frau G. solle da ruhig einmal hartnäckig bleiben. Sie könnte ja an den Träger der Klinik schreiben. Oder besser noch an sämtliche Krankenkassen, damit es endlich einheitliche Standards im ganzen Land gibt. Nun kann sich Frau G. natürlich heimlich über Ihre sisyphusartigen Vorschläge ärgern. Offen angreifen kann sie Sie aber nicht mehr, schließlich stehen Sie doch auf ihrer Seite. Sie werden rasch merken, wie viel Zeit und Nerven Sie sich ersparen, wenn Sie selbst entscheiden, wann und mit wem Sie streiten. Ob in der Teamsitzung, während des Patientenkontakts oder in Ihrem privaten Umfeld – lassen Sie sich weniger provozieren und sammeln Sie Ihre Kräfte für Konfrontationen, denen Sie sich entgegenstellen wollen und die für Sie wichtig sind. Sagen Sie Patient Z. ruhig, dass es ihm völlig frei stehe, sich einen neuen Therapeuten zu suchen und dass Sie es sogar für eine gute Idee hielten, da Sympathie und Vertrauen sich günstig auf den Therapieerfolg auswirkten. Wichtig dabei ist es allerdings, nicht in die Ironie abzugleiten oder sarkastisch zu werden, da dies als Provokation und somit als Startschuss für weitere Auseinandersetzungen gewertet werden könnte.

Was diese sehr vernünftige Art des Umgangs mit Widerständen bisweilen schwierig macht, ist die Tatsache, dass viele Widerstände nicht als solche deklariert werden. Gerade im professionellen Setting werden häufig sehr kunstvolle Verkleidungen kreiert: So kommen sie als wohlgemeinte Ratschläge, objektiv berechtigte Klagen, unschuldige Fragen oder sehr nebulös daher. „Generell ist deine Anmerkung zur Umstrukturierung der Therapieplanung gut, ABER in diesem oder dem nächsten Jahr stehen erst einmal die wichtigen, großen Dinge an …“ oder „Jeder hier im Raum wird mir beipflichten, dass diese Sache – und ich betone an dieser Stelle nochmals, wie gern ich mit dir zusammenarbeite – einfach dein Fehler war, daher sehe ich nicht ein …“, „Darf ich Sie fragen, welche Ausbildung Sie haben?“ oder „Wenn Sie den Therapieverlauf aufmerksam verfolgt hätten, dann müssten Sie jetzt nicht fragen. Es ist doch offensichtlich … mehr möchte ich eigentlich zu der ganzen Sache nicht sagen …“ – so oder so ähnlich tarnen Menschen im professionellen Setting häufig ihre Widerstände und Angriffe. Der Vorteil diese Verschleierung liegt im „Überrumpeln“ des Gegenübers. Soll ein Plan gekippt, ein Mitarbeiter bloßgestellt oder ein Streit provoziert werden, ist es natürlich günstig, wenn die Zielperson das Ganze zu spät bemerkt und keine Gegenmaßnahmen ergreifen kann. Spitzen Sie also die Ohren und achten Sie auf die üblichen verdächtigen Formulierungen wie „um ehrlich zu sein …“, „aber“ oder „ich wollte nur helfen …“. Diese sollten uns in erhöhte Alarmbereitschaft versetzen.

Neben den oben beschriebenen Widerständen, die meist versteckte und manchmal sehr niedere Beweggründe haben, gibt es auch einfache Störungen. Dabei muss den störenden Personen nicht einmal bewusst sein, was sie gerade tun. Der Patient, der vor dem Behandlungszimmer so laut mit seiner Tochter telefoniert, dass es jeder mitbekommt, die beiden Kollegen, die während des Fachvortrags in lautem Flüsterton reden, oder ein nervöses Trommeln mit den Fingern auf der Tischplatte – die wirkungsvollste Reaktion auf Störungen dieser Art durch anwesende Personen ist so simpel wie effektiv: Man lenkt einfach die Aufmerksamkeit auf die Störung. So wie sich Monster unter dem Kinderbett im Schein der Nachttischlampe auflösen, so verschwinden die meisten Störungen im Schein der Aufmerksamkeit. Wir alle kennen dieses Phänomen aus der Schulzeit oder der Ausbildung. Kaum fragt die Lehrerin die im Unterricht tuschelnden Kinder, was es denn so Wichtiges zu besprechen gäbe, schon verstummen sie. Natürlich macht auch hier der Ton die Musik. Bleiben Sie entspannt und heiter. Manchmal kann eine humorvolle Bemerkung wie „Der Rhythmus gefällt mir" gegen ein unangenehmes, nervöses Tischtrommeln schneller zum Ziel führen als eine Ermahnung, die oft für böses Blut sorgt.

Schauen wir uns nun am nachfolgenden Beispiel an, wie ein geschickter und vor allem bewusster Umgang mit Widerständen im klinischen Alltag aussieht.

Kommunikationsbeispiel 1 für Querulanten und Störer

Therapeut	Grüß Gott, kann …
Angehöriger	(unterbricht barsch) Jetzt reicht's mir wirklich.
Therapeut	(überrascht) Was ist denn los, Sie wirken so aufgebracht?
Angehöriger	Aufgebracht? Warum ich aufgebracht bin … ha … na schön, ich werde Ihnen sagen, warum ich aufgebracht bin. Mein Vater war zweimal bei Ihnen zur Therapie … zweimal … ja?
Therapeut	Ihr Herr Vater ist …?
Angehöriger	Jetzt rede ich! Sie haben meinen Vater zweimal behandelt mit dem tollen Ergebnis, dass er sich nun überhaupt nicht mehr bewegen kann. Er klagt jetzt über Rückenschmerzen!
Therapeut	Aber Ihnen ist bewusst, dass die Metastasierung bei Ihrem Vater …
Angehöriger	Ich werde mich jedenfalls über Sie und Ihre Methoden bei der Klinikleitung beschweren!

Therapeut	(horcht aufmerksam zu, nickt dann lange und ruhig mit dem Kopf) Machen Sie das! Das ist Ihr gutes Recht! Uns ist es wichtig, dass wir im Haus ein gutes Beschwerdemanagement haben (öffnet eine Schublade und holt ein Formular hervor). So, hier ist unser Feedback-Bogen, Sie können sich schriftlich beschweren oder auch direkt von hier aus in der Direktion anrufen, die Nummer hätte ich auch da.
Angehöriger	(nimmt etwas irritiert und unschlüssig den Bogen entgegen) Naja ...
Therapeut	Sie können gern anrufen. Ich bin auch jederzeit bereit, mit Ihnen die Therapieplanung und Umsetzung durchzugehen. Das ist ja alles dokumentiert. Also, möchten Sie jetzt direkt anrufen?
Angehöriger	Das mache ich später (zögert). Also, mich hat aber wirklich der Schlag getroffen, als ich den Vati heute in der Früh so gesehen habe. Sie müssen verstehen, das war so ... also gestern Abend war er noch relativ munter, und heute ...
Therapeut	Das kann ich gut verstehen, und ich finde es gut, wenn Sie auf das Wohl Ihres Vaters achten. Leider liegt es an der Erkrankung Ihres Vaters, dass eben nach und nach die betroffenen Körperregionen durch die Metastasen in starke Mitleidenschaft gezogen werden.
Angehöriger	Aber ... aber gestern war noch nix, und heute ...
Therapeut	Ich verstehe Ihre Beunruhigung, und wenn Sie sich unsicher sind, können Sie sich sehr gerne beschweren.
Angehöriger	(beginnt zu weinen) Das macht ihn ja auch nicht wieder gesund.
Therapeut	Nein, gesund wird Ihr Herr Vater leider nicht mehr, das wissen Sie ja. Aber die Therapie war ja verordnet worden als palliative Maßnahme, sollte also Linderung bringen. Natürlich kann man dadurch nur bedingt den Verfall aufhalten, und wenn Sie absolut keine Therapie mehr für ihn wünschen, ...
Angehöriger	(unterbricht) Doch doch, versuchen wollen wir alles ...
Therapeut	Gut, ich gebe Ihnen trotzdem einmal den Feedback-Bogen mit.

Wie Sie sehen, hat der Therapeut in diesem Beispiel der Versuchung widerstanden, sich zu rechtfertigen. In dem Bewusstsein, alles nach bestem Wissen und Gewissen getan zu haben, kann er sich entspannt auf die Gegenseite stellen, ja sogar noch eine Anleitung für eine mögliche Beschwerde geben. Natürlich wird von dem Angebot, direkt vom Apparat des Therapeuten aus anzurufen, kein Gebrauch gemacht. Somit haben sich Therapeut und Angehöriger viel Arbeit und Ärger erspart und können weiterhin zum Wohle des betroffenen Patienten kooperieren. Auch das nächste Beispiel zeigt, dass man meistens entscheiden kann, ob und wie weit man sich in einen Konflikt treiben lässt.

Kommunikationsbeispiel 2 für Querulanten und Störer

Patient	Also das Essen hier im Haus ist wirklich eine Frechheit. Man verhungert fast und soll auch noch trainieren. Wie in einem Konzentrationslager ist das hier …
Therapeut	(bleibt ruhig) Ich möchte Sie bitten, solche Vergleiche während unserer Therapie zu unterlassen. Was hat Sie denn so wütend gemacht?
Patient	(schreit aus vollem Hals) Was mich so wütend macht? Hier wird man nur gequält … und dann lassen sie einen noch verhungern …
Therapeut	(bleibt ruhig) Ich muss Sie bitten, mich nicht anzuschreien, sonst kann ich nicht mit Ihnen arbeiten.
Patient	(schreit weiter) So, und dann wird einem noch der Mund verboten. So ein Verein ist das also!
Therapeut	(packt die Utensilien zusammen) Ich werde Dr. F. informieren. Ich komme morgen wieder zu Ihnen, wenn Sie ruhiger sind. So bringt die Therapie leider nichts. Bis morgen (verlässt den Raum).

Auch so kann eine professionelle, nervenschonende Lösung in einem extremen Fall aussehen.

Zur Reflexion

Zum Schluss noch einige Reflexionsfragen, die Ihnen den künftigen Umgang mit Widerständen erleichtern sollen:

- Wann hatten Sie zum letzten Mal Streit oder eine Auseinandersetzung? Was hätten Sie in der jeweiligen Situation anders machen können?
- Sind Sie eher ein konfliktfreudiger oder ein konfliktscheuer Mensch? In welchen Situationen treten Sie eher konfliktfreudig, in welchen eher konfliktscheu auf?
- Wie gut spüren Sie eigene Widerstände in sich selbst? Wie bemerken Sie, dass Ihr Gegenüber Sie provozieren will?
- Geraten Sie häufig unter Rechtfertigungsdruck? Wie wichtig ist es Ihnen, von anderen verstanden zu werden?

- Geraten Sie selbst leicht in Rage? Was tun Sie, um sich wieder zu beruhigen, wenn Sie einmal richtig wütend sind?
- Wie viele der Konflikte und Auseinandersetzungen, die Sie im letzten Jahr in der Arbeit erlebt haben, waren Ihrer Meinung nach sinnvoll, wie viele waren es nicht?

R Reframing oder wie Sie mit einer neuen Brille anders sehen

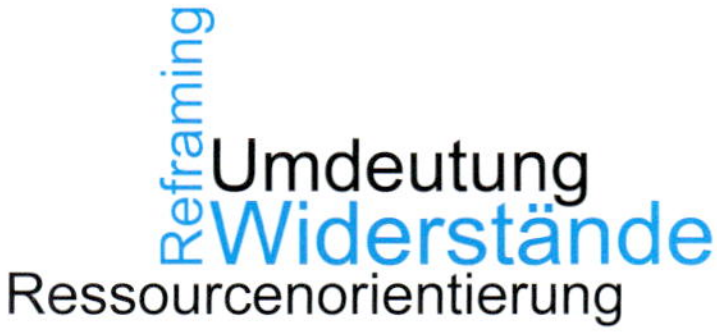

Abb. R.1 Themenfeld Reframing

▸ Abb. R.1

Im vorhergehenden Kapitel haben wir uns mit dem **Umgang mit Widerständen** beschäftigt. Nun sollen Sie eine konkrete **systemische Technik** erlernen, die sich wunderbar dazu eignet, die aber auch als Einleitung für Kritik genutzt werden kann. Der Begriff **„Reframing"** stammt – wie vieles in der modernen Kommunikationstheorie – aus dem Englischen, und zwar von frame „(Bilder-)Rahmen". Im Deutschen sprechen wir häufig von **„Umdeutung"** – was jedoch keinesfalls der Technik selbst entspricht. Bleiben wir also näher an der englischen Bezeichnung. Wir haben es demnach bei dieser Technik mit einer Art **„Neurahmung"** bestimmter **Kommunikationsinhalte** zu tun. Dahinter steckt die Idee, dass menschliches Verhalten, Arten der Kommunikation, Aussagen, Taten, einfach alles, irgendwann einmal sinnvoll war, da es sonst vom Menschen niemals in sein Verhaltensrepertoire aufgenommen worden wäre. Somit sind Verhaltensweisen und Aussagen, die als schwierig oder störend empfunden werden, nicht wirklich schlecht. Sie scheinen einfach situativ inadäquat eingesetzt worden zu sein, da sie ja von der Umwelt als **„Problemverhalten"** aufgefasst werden. Anders formuliert: Alle Aussagen, die Menschen machen können, alle Handlungen, die sie setzten, eigentlich das gesamte Verhaltensrepertoire ist per se erst einmal neutral zu betrachten. Erst die jeweilige Situation entscheidet, ob etwas „daneben geht" oder „falsch" ist. Das bedeutet ferner, dass eine Aussage oder eine bestimmte Verhaltensweise zwar momentan einen Widerstand, eine Provokation oder ein lästiges Hindernis darstellen kann, in einer anderen Situation oder zu einer anderen Zeit aber durchaus als Stärke oder zumindest positiv bewertet werden könnte. Beim **Reframing** geht es darum, genau diese starke positive Seite der Aussage oder des Verhaltens zu erkennen und auch zu benennen, um dem vermeintlich widerspenstigen Gegenüber gewissermaßen den „Wind aus den Segeln" zu nehmen und die Person statt direkt in einen Konflikt zu stürzen, für sich zu gewinnen. Dies geschieht nicht im Sinne einer Blankoentschuldigung, sondern eher in der Art eines **Türöffners,** eines **Icebreakers** oder **positiven Verstärkers.** Durch das Benennen und Loben der positiven Aspekte des Problemverhaltens oder der problematischen Aussage wird das Gegenüber liebevoll irritiert: Statt Ablehnung und Verteidigung erntet die Person plötzlich gezieltes Lob für eine Handlung oder Aussage, von der auch die betroffene Person meist weiß, dass sie situativ inadäquat ist. Ist die Stärke oder Ressource richtig erkannt und wird gezielt gelobt, wird kaum jemand mehr Widerstand leisten. Niemand geht dagegen vor, wenn er berechtigterweise gelobt wird. Bei der Formulierung der Ressource bzw. beim Loben ist darauf zu achten, dass es sich dabei um echtes Lob und nicht um bloßes Cheerleading handelt. Cheerleading steht für unechtes Lob, denn egal wie das Gegenüber ist, egal welche Leistung es erbringt, es wird immer gelobt – ähnlich wie Cheerleader ihr Team immer anfeuern müssen, egal ob es nun gut spielt oder haushoch verliert. Cheerleading kann man häufig im Umgang mit Kindern beobachten: Eltern loben meist jeden künstlerischen Versuch des Kindes, egal wie viel Arbeit und Mühe das Kind wirklich in die Erschaffung des Bildes oder Kunstwerks investiert hat. Die detaillierte, wunderschöne Zeichnung des eigenen Wohnhauses, an dem das Kind vielleicht einen ganzen Nachmittag gemalt hat, hängt dann häufig direkt neben einer in fünf Minuten angefertigten Kritzelei. Dies hat bei Kindern, wie auch bei Erwachsenen, fatale Folgen: Da immer alles gelobt wird, ist das Lob an sich kein Zeichen mehr für Erfolg oder besonderes Können. Warum sich dann also noch anstrengen?

Reframing kann auf zwei **unterschiedlichen Ebenen** durchgeführt werden:

- **Bedeutungsreframing**
  Beim Bedeutungsreframing bewegt man sich stärker auf der **sprachlichen Ebene.** Dabei werden **negativ verstandene Kommunikationsinhalte** durch **positiv konnotierte Synonyme** ersetzt. Der sture alte Mann wird also zu einem standhaften Herrn mit viel Lebenserfahrung, Neugier wird zu Interesse und Wut zu Agilität. Dabei ist darauf zu achten, dass nicht übertrieben wird – einen Massenmörder für seine guten Anatomiekenntnisse zu loben, ginge natürlich zu weit.
- **Kontextreframing**
  Beim Kontextreframing wird überlegt, unter welchen Umständen ein bestimmtes Problemverhalten oder eine problematische Aussage zu einer Stärke werden kann. So könnte man z. B. den Eltern einer äußerst frechen kleinen Patientin sagen, dass ihre Tochter

sehr selbstbewusst ist und sie wohl keine Sorgen haben müssten, dass sich dieses Kind später einmal nicht durchsetzen kann.

Beide Ebenen des Reframings können auf vielfältige Art und Weise angewendet werden und eignen sich wunderbar zur Vermeidung unnötiger Konflikte. Ist das jeweilige Gegenüber durch Ihre unerwartet positive Reaktion erst einmal liebevoll irritiert, können Sie auch gezielter und ohne Widerstände Kritik platzieren. „Ich habe schon wieder fünf Minuten vor der Tür auf meine Therapie warten müssen! Das ist ja hier ein Schneckenverein“, sagt Herr W. „Herr W., es freut und ehrt mich sehr, dass Sie so motiviert zur Therapie kommen und dass Sie immer sofort beginnen möchten. Solche Patienten habe ich leider viel zu selten. Dann lassen Sie uns beginnen, allerdings muss ich Sie warnen: Sie dürfen nicht böse sein, wenn's irgendwann mal wieder zu ähnlichen Wartezeiten kommt. Manchmal verschieben sich Termine eben in so einem großen Betrieb und dann kann es schon einmal vorkommen, dass man etwas warten muss.“

Diese Technik kann übrigens auch gut bei Patienten in einer **Problemtrance** eingesetzt werden – das heißt bei Patienten, die sich sehr schwer tun, positive Aspekte ihres Lebens oder ihrer Persönlichkeit wahrzunehmen. Beschreibt sich z. B. Ihr Patient, Herr K., beständig als alt und missmutig, so lassen Sie ihn wissen, dass Sie ihn als reich an Lebenserfahrung und daher auch berechtigterweise als kritisch einschätzen. Wer so viel gesehen hat wie er, dem sollte wohl ein gewisses Maß an Vorsicht und Reserviertheit erlaubt sein.

Sehen wir uns nun in nachfolgendem Dialog an, wie ein gelungenes Reframing in den Patientenkontakt eingebaut werden kann.

Kommunikationsbeispiel 1 für Reframing

Patient	Ich weiß, wie die meisten Ärzte und Schwestern mögen Sie so etwas bestimmt auch nicht, aber ich habe im Internet auf www.sei-dein-eigener-Arzt.de nachgelesen, dass man mit dem Krebs, den ich habe, sowieso stirbt … da bringt dann die ganze schöne Therapie auch nix mehr.
Therapeut	(schaut überrascht auf) Warum sollte ich es denn nicht mögen, wenn Sie daran interessiert sind, was mit Ihrem Körper los ist? Nein, nein, ich finde das wunderbar!!! Daran sehe ich ja, dass Sie gut für sich selbst sorgen können. Nein, im Gegenteil, ich wäre froh, wenn alle meines Patientinnen und Patienten so viel Interesse an der Therapie zeigen würden und so engagiert wären wie Sie.

Patient	Ja, aber trotzdem nutzt es mir nix. Ich werde sterben, auch wenn Frau Dr. G. von relativ guten Heilungschancen gesprochen hat.
Therapeut	Und was lässt Sie so daran zweifeln, was Frau Dr. G. Ihnen gesagt hat?
Patient	Naja, ich habe es doch gerade gesagt … auf dieser Seite im Internet habe ich gelesen, wie es um mich steht (beginnt fast zu weinen).
Therapeut	(schaut empathisch und schweigt kurz) Ich kenne diese Seite leider nicht, wie hieß sie noch gleich?
Patient	(fasst sich wieder) Sei-dein-eigener-Arzt.de … das ist so ein Forum im Internet.
Therapeut	Wie gesagt, ich kenne die Seite leider nicht, aber da Sie sich so dafür interessieren (lächelt), würde ich Ihnen gern das Angebot machen, dass wir uns morgen vor der Therapie kurz in meinem Büro an den PC setzen. Dann können Sie mir das Forum zeigen, wo Sie diese Info gefunden haben und ich kann Ihnen ein paar weitere medizinische Seiten nennen, die wirklich sehr gut sind, und die auch von Ärzten genutzt werden.
Patient	(freut sich) Ja, wenn das möglich wäre?
Therapeut	Aber natürlich ist das möglich. Außerdem ist es wichtig, dass Sie alle brauchbaren Informationen erhalten, die wir zu Ihrer Erkrankung finden können. Aber ich sage bewusst „brauchbar", denn es gibt natürlich im Netz auch viele Fehlinformationen. Papier ist geduldig, hat meine Großmutter immer gesagt. Das gilt wohl heutzutage leider auch für manche Internetseiten.
Patient	(lacht fröhlich und erleichtert) Stimmt. Vielleicht bin ich einfach nur zu ängstlich …
Therapeut	Sie sind vorsichtig mit Ihrem Körper, und das ist auch gut so. Wir haben ja alle nur diesen einen Körper. Also, morgen um 10:00 Uhr geht's ins Internet, ok?

Anhand dieses kleinen Dialogs wird deutlich, wie hilfreich ein richtig angewendetes und **dosiertes Reframing** sein kann. Malen Sie sich einmal aus, wie anders das Gespräch verlaufen wäre, wenn der Therapeut direkt über die Eigenrecherche geschimpft und sofort alles bestritten hätte, was der Patient vorgebracht hat. Auch die nächste Sequenz zeigt, wie hilfreich eine sprachliche „Neurahmung" sein kann.

Kommunikationsbeispiel 2 für Reframing

Patient	Die Mama sagt immer, dass ich die Therapie machen muss, damit ich wieder gesund werde (wirkt traurig).
Therapeut	Und, willst du denn gesund werden?
Patient	Schon, aber die Therapie will ich nicht mehr.
Therapeut	Aber warum denn nicht? Machen wir nicht immer lustige Sachen?
Patient	Ich will die Therapie nicht mehr machen, weil … weil ich dich nicht mag! Ich finde dich doof!
Therapeut	(bleibt ganz ruhig) Weißt du, K., ich finde es ganz mutig und toll von dir, dass du dich traust, so ehrlich zu sein.
Patient	(wirkt überrascht) Echt?
Therapeut	Ja. Ob du mich magst oder nicht, ich werde dafür bezahlt, dir zu helfen wieder gesund zu werden. Und dafür muss ich wissen, wie es dir geht. Also danke nochmal für deine Ehrlichkeit, so wollen wir es auch weiterhin halten, ok? Du kannst mir immer alles ehrlich sagen.
Patient	(nickt verwundert).
Therapeut	Gut, aber nun muss ich auch ehrlich zu dir sein. Wir haben noch drei Termine miteinander, ob du mich doof findest oder nicht, du wirst wohl noch etwas mit mir arbeiten müssen. Aber das schaffen wir sicherlich auch noch (lächelt).

Auch hier hilft Reframing dem Therapeuten, die Situation elegant zu meistern.
Zum Schluss sollen Sie diese Technik praktisch üben. Dabei sollten Sie sich mehr auf Ihre innere Haltung fokussieren: Haben Sie erst einmal für sich erfolgreich trainiert, in allen Handlungen und Aussagen eine Ressource zu entdecken, dann werden die Worte von ganz allein kommen.

Zur Reflexion

Folgende Reflexionsfragen sollen Ihnen beim Üben behilflich sein:

- Welche positiven Synonyme fallen Ihnen zu den Begriffen „aggressiv“, „ängstlich“, „lästig“, „fordernd“ und „engstirnig“ ein, welche für die Wörter „frech“, „inkompetent“ und „unruhig“?
- Was kann ein ängstlicher Mensch gut? In welchen Situationen ist Ungeduld eine Ressource – sogar in der Therapie? Wie könnten Sie diese Ressource nutzen?

- Denken Sie an Ihre herausforderndsten Patienten. Was konnten diese trotz aller Probleme gut? Was mochten Sie trotz aller Ablehnung an ihnen?
- Überlegen Sie, in welchen Situationen Sie in der nächsten Woche Reframing als Technik ausprobieren werden. Was erwarten Sie sich vom Einsatz dieser Technik?

S Sexualisierte verbale Gewalt: Ein kleiner Witz wird doch erlaubt sein … oder nicht?

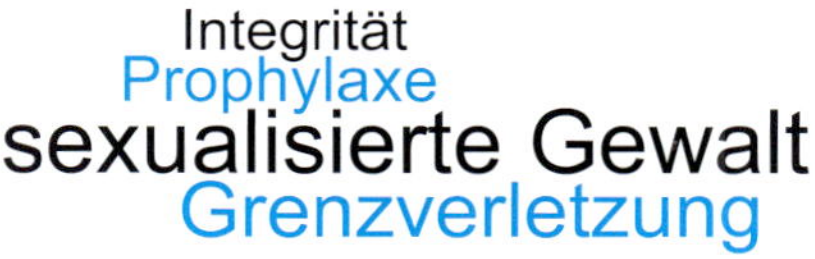

Abb. S.1 Themenfeld Sexualisierte verbale Gewalt

▶ Abb. S.1

Sie kennen das Sprichwort „Wehret den Anfängen!“, und so falsch liegt diese Binsenweisheit nicht – zumindest, wenn es um **sexualisierte verbale Gewalt** geht. Der Ausdruck „Gewalt“ – der einigen vielleicht etwas drastisch vorkommen mag, aber bewusst gewählt ist – bezeichnet eine willentlich oder unbewusst herbeigeführte Grenzverletzung. Im Falle der sexualisierten verbalen Gewalt handelt es sich demnach um **verbale Äußerungen, die die eigene sexuelle Integrität oder die anderer Personen verletzen.** Anders ausgedrückt: Als sexualisierte verbale Gewalt werden Äußerungen, Bemerkungen, Gesten oder Witze bezeichnet, die dafür sorgen, dass sich eine Person aufgrund ihres Geschlechts belästigt, beleidigt, peinlichen Situationen ausgesetzt oder eingeschüchtert fühlt.

Dies passiert manchmal sehr offensichtlich und aggressiv – mittels anzüglicher Gesten, obszöner Angebote oder Redensarten –, manchmal aber auch sehr subtil – durch doppeldeutige Botschaften, deren Sinn sich erst in Nachhinein erschließt, oder in Form von Witzen mit sexuellem Inhalt. Natürlich ist es in Ordnung, im privaten Kreis über sexuell gefärbte Witze zu lachen – zumindest steht dies jedem Menschen frei –, allerdings hat diese spezielle Art von Humor nichts im beruflichen Umfeld verloren.

Studien legen nahe, dass den meisten Menschen sexualisierte verbale Gewalt in der eigenen, gewohnten Lebenswelt begegnet, das heißt zuhause, am Arbeitsplatz und im Bekanntenkreis. Relevant für den Gesundheitsbereich ist in diesem Zusammenhang, dass er besonders viele Menschen aus den unterschiedlichsten Bevölkerungsgruppen und Schichten zusammenbringt. So können sich jüngere Kollegen durchaus in der Praxis durch Diskriminierungen ihrer wesentlich älteren gerontologischen Patienten verletzt fühlen. Ebenso funktioniert es anders herum: Der dem Zeitgeist entsprechende sexualisierte Sprachgebrauch jüngerer Kollegen könnte manch ältere Person beschämen. Das Überschreiten der eigenen Schamgrenze ist eine wunderbare Alarmglocke. Beginnen Sie, sich für eine eigene oder fremde sexualisierte Äußerung zu schämen, ist klar, dass etwas nicht stimmt! Und da wären wir wieder bei dem zu Beginn dieses Kapitels bemühten Zitat: Je früher Sie dem Gegenüber signalisieren, dass Sie die verbale Entgleisung bemerkt und für ablehnenswert befunden haben, desto größer ist die Chance, dass etwas Ähnliches nicht wieder vorkommt. Passives Verhalten hingegen wirkt sich in den meisten Fällen fatal aus. Die Person, die durch ihre Äußerung das Gegenüber beschämt, beleidigt oder bloßgestellt hat, wird nicht gestoppt. Es kann also weitergehen. Auch Sie werden Schlimmeres aus der klinischen Praxis kennen: Patient K. erzählt dem Pflegepersonal während der morgendlichen Wäsche einen stark sexualisierten Witz. Obwohl sich das Pflegepersonal innerlich schüttelt, belästigt und genervt fühlt, wird seicht mitgeschmunzelt. So harmlos wie es klingt, ist das Schmunzeln aber nicht. Patient K. wird dadurch suggeriert, dass seine unpassenden Äußerungen Gefallen gefunden haben. Weiteren Entgleisungen sind nun Tür und Tor geöffnet. Selbst wenn es dem Pflegepersonal nach langer Duldung der Qual endlich zu bunt wird, kann sich der Patient darauf zurückziehen, dass es wohl ein stressiger Tag auf Station war. Immerhin wurde ja gestern noch über eine ähnliche Äußerung gelacht.

Viel geschickter wäre es in diesem Falle gewesen, bei der ersten sexualisierten Bemerkung sehr höflich aber bestimmt zu sagen, dass solche Äußerungen nicht geschätzt und nicht toleriert werden. Hätten die Pflegekräfte statt verlegen mitzulachen dem Patienten K. klargemacht, dass sein Verhalten nicht toleriert wird und man im Zweifelsfalle auch den Stationsarzt einschalten würde, dann wären wahrscheinlich weitere verbale Entgleisungen ausgeblieben. Ähnlich wie beim **Mobbing** oder **Bossing** vollzieht sich auch **verbale sexualisierte Gewalt** aufgrund von Schamgefühl und bestehenden Tabus ohne großen Widerhall. Verbale sexualisierte Gewalt ist häufiger als man denkt – steht aber selten auf der Agenda von Teamsitzungen, Meetings und Gewerkschaftsverhandlungen. Umso wichtiger ist es, die Öffentlichkeit dafür zu sensibilisieren, ein Spotlight darauf zu werfen. Meistens reicht es schon, die Dinge klar anzusprechen. Auch Täter besitzen in der Regel ein Schamgefühl, viele stellen ihre unpassenden Äußerungen nach der ersten Konfrontation ein. Schwieriger ist es bei den Wiederholungstätern. Sollte eine Person trotz Ermahnung den Gebrauch sexualisierter Äußerungen nicht einstellen, dann sollte mit den zuständigen Ärzten und der betreffenden Person über die daraus resultierenden Konsequenzen gesprochen werden. Dem Täter muss klar werden, dass dieses Fehlverhalten nicht toleriert wird und Konsequenzen nach sich zieht. Ferner ist darauf zu achten, dass die angedrohten Konsequenzen im Ernstfall auch umgesetzt werden. Anderenfalls macht man sich unglaubwürdig und untergräbt die eigene Autorität. Vom Abbruch der Behandlung bis hin zum Rufen des Sicherheitsdienstes – Sie sollten im Team offen darüber sprechen, welche Konsequenzen für Ihre Station oder Ihre Praxis adäquat sind.

Schwulendiskussionen und Frauenwitze treffen auf Pin-up-Poster und Porno-Apps. Die Möglichkeiten, in unserer technologisierten und vernetzten Welt in der eigenen sexuellen Integrität verletzt zu werden, sind fast unbegrenzt. Trotzdem sollten Sie niemals den Kopf in den Sand stecken. Erheben Sie Ihre Stimme, sobald Sie den Gebrauch sexualisierter verbaler Gewalt erleben – natürlich gilt Gleiches für jegliche Form von Grenzverletzung.

Bevor wir uns nun einem praktischen Beispiel aus dem klinischen Alltag widmen, möchte ich darauf hinweisen, dass die Verwendung sexualisierter Sprache und Redensarten, ja sogar der Gebrauch von Beschimpfungen durchaus als Symptom bestimmter Erkrankungen auftreten kann. So werden naturgemäß Menschen, die am **Tourette-Syndrom** oder an **Demenz** leiden, nicht wie oben beschrieben zur Rechenschaft gezogen. Ihre verbalen Entgleisungen sind zum einem **Symptom ihrer Erkrankung** und deshalb nicht wirklich steuerbar, zum anderen sind sie, da für die Umwelt kalkulierbar, weniger gefährlich als die Verwendung verbaler sexualisierter Gewalt durch gesunde Menschen.

Nun aber zur Praxis. Im folgenden Dialog werden Sie sehen, dass man verbale Gewalt rechtzeitig bekämpfen kann.

S

Kommunikationsbeispiel 1 für sexualisierte verbale Gewalt

Patient	(liegt bereits mit Trainingshose auf der Behandlungsliege) Hallooooo, bezaubernd sehen Sie heute wieder aus.
Therapeutin	Guten Tag (wirkt angesichts dieser vertraulichen Begrüßung leicht irritiert).
Patient	(dreht sich halb auf der Behandlungsliege herum und grinst) Was machen wir zwei Hübschen denn heute?
Therapeutin	(bleibt ernst und fährt im strengen Ton fort) Ich würde Sie bitten, mich nicht mehr als hübsch zu bezeichnen. Und natürlich werden wir heute da fortfahren, wo wir bei der letzten Behandlung aufgehört haben. Wie ist es Ihnen denn beim letzten Mal nach der Behandlung ergangen?

Patient	(ignoriert die Frage und deutet auf einen zusammengerollten Geldschein, der in den Bund der Trainingshose eingeschoben ist) Na na, warum so zickig? Heute gibt's auch ein Trinkgeld, vorausgesetzt Sie sind ein bisschen lieb zu mir (grinst anzüglich).
Therapeutin	(dreht sich um und öffnet die Tür zum Behandlungsraum) Ich muss Sie darauf hinweisen, dass wir die Belästigung von Mitarbeitern unseres Hauses hier auf Station nicht tolerieren. Diesen Vorfall muss ich dokumentieren. Sollte ich noch einmal den Eindruck haben, dass Sie mich zu vertraulich ansprechen oder mir nochmals Trinkgeld oder dergleichen anbieten, werde ich Frau Dr. T. hinzuziehen! Haben wir uns verstanden?
Patient	Regen Sie sich ab, wohl schon lange keinen Sex mehr gehabt?
Therapeutin	(dreht sich um und geht hinaus, um kurze Zeit später mit Frau Dr. T. im Raum zu erscheinen) Frau Dr. T., könnten Sie bitte nochmals erklären, dass wir hier auf Station keine Anzüglichkeiten dulden und auch kein Trinkgeld annehmen dürfen?
Patient	(wirkt beschämt) So hab ich das ja nicht gemeint. Entschuldigen Sie, das ist alles ein Missverständnis …
Therapeutin	Gut, heute werden wir die Therapie nicht weiterführen. Morgen probieren wir es dann noch einmal ohne „Missverständnisse". Und ich bitte Sie nochmals, derartige Sprüche zu unterlassen. Ich bin hier, um Sie zu therapieren und nicht, um mir unmoralische Angebote machen zu lassen. Sollte das weiterhin ein Problem zwischen uns sein, werde ich zusehen, dass ich Sie nicht mehr behandle oder zumindest nicht mehr allein behandle.
Patient	Schon gut, wie gesagt, es tut mir Leid … alles ein Missverständnis.
Therapeutin	Gut, dann bin ich erleichtert.

Der Täter weicht sofort zurück, als mit dem Hinzurufen der Ärztin Öffentlichkeit hergestellt wird. Ein ganz anderer Fall liegt in folgendem Beispiel vor.

Kommunikationsbeispiel 2 für sexualisierte verbale Gewalt

Patient	Warum muss ich mich eigentlich immer frei machen (grinst)? Vielleicht sollten Sie sich heute mal zur Abwechslung ausziehen.

Therapeutin	Bitte? Ich habe mich wohl verhört?
Patient	Naja, wir könnten uns auch beide nackt ausziehen ... das wäre bloß fair, finden Sie nicht (lächelt anzüglich)?
Therapeutin	(bleibt sehr ernst) Nein, wenn Sie von mir behandelt werden wollen, dann bitte ich Sie, solche Sprüche sofort und unter allen Umständen zu unterlassen!
Patient	Na na, wer wird denn da so schüchtern sein (grinst weiterhin)?
Therapeutin	Die Therapie ist für heute beendet. Ich werde Ihr Verhalten dokumentieren und in der nächsten Teamrunde besprechen.
Patient	(wirkt entsetzt) Was? Was soll ich denn gemacht haben? Echt! So etwas von empfindlich!!!
Therapeutin	Ziehen Sie sich bitte wieder an. Alles Weitere werde ich Sie wissen lassen, sobald ich es mit den Kollegen besprochen habe ...
Patient	So blöd ... (zieht sich wütend an).
Therapeutin	Auf Wiedersehen. Ich gehe hinaus und Sie ziehen sich bitte wieder an.

Ob dieser Patient etwas aus dem Fehlverhalten gelernt hat, ist fraglich oder zumindest ungewiss, aber darum geht es nicht. Bei verbaler sexualisierter Gewalt geht es natürlich zunächst immer um den Opferschutz!

Zur Reflexion

Am Ende des Kapitels erhalten Sie wieder einige Reflexionsfragen, die Ihnen den Umgang mit inadäquaten Witzen und anzüglichen Bemerkungen im Berufsalltag erleichtern sollen:

- Wann haben Sie zum letzten Mal über einen Witz gelacht, obwohl dieser eigentlich nicht witzig war? Warum haben Sie trotzdem mitgelacht? Was wäre passiert, wenn Sie es nicht getan hätten?
- Wann fühlen Sie sich selbst peinlich berührt? Welche Arten von Bemerkungen und Witzen sind Ihnen selbst unangenehm?
- Wie würden Sie reagieren, wenn sich ein Patient oder eine Patientin in Sie verlieben würde? Wie und wann würden Sie diese Verliebtheit thematisieren?
- Welchen Ihrer Kollegen würden Sie zuerst zu Rate ziehen, sollten Sie einmal Opfer verbaler sexualisierter Gewalt werden?

T Trial and Error oder wie Sie kommunikative Interventionen spielerisch einsetzen

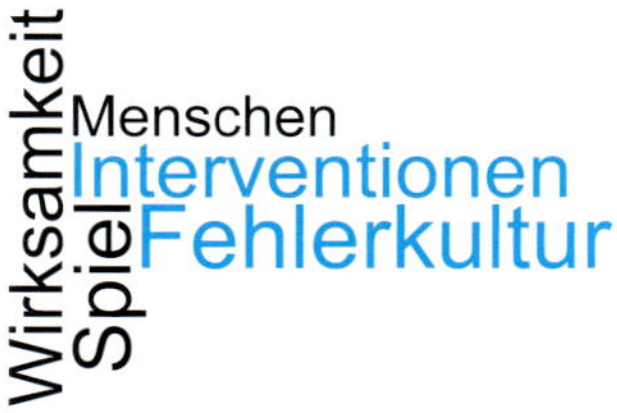

Abb. T.1 Themenfeld Trial and Error

▶ Abb. T.1

Wie schon in der Ein- und Anleitung erwähnt, funktionieren Menschen keineswegs wie Maschinen – auch wenn das denjenigen, die im Gesundheitsbereich arbeiten, die Arbeit gehörig erleichtern würde. Diagnosemanuale und auch gewisse Studien zu bestimmten, mehr oder weniger wirksamen Behandlungsmethoden suggerieren zwar eine geradezu mechanische Form des Menschseins, die Natur, oder genauer unsere Natur, ist natürlich weit davon entfernt. Ebenso wenig wie wir den Therapieerfolg für einen bestimmten Patienten zu einem gegebenen Zeitpunkt vorherzusagen vermögen, können wir berechnen, wie ein Mensch auf eine bestimmte kommunikative Interaktion, z. B. eine Aussage oder eine Geste, reagieren wird. Wie bei der Behandlung physischer Erkrankungen helfen uns auch in der Kommunikation bestimmte **Erfahrungswerte** weiter: Wir wissen, dass Kinder in der Regel gut auf Humor reagieren, dass viele ältere Menschen Wert auf bestimmte Umgangsformen legen, dass Anschreien meist Flucht oder Gegenangriff auslöst, dass bestimmte Kulturkreise Augenkontakt als ungehörig bewerten usw. Trotzdem können wir unsere Mitmenschen nicht berechnen. Menschen haben die Fähigkeit, sich sowohl rational als auch völlig irrational zu verhalten. Da unser menschliches Verhalten sowohl bewusst gesteuert als auch einfach intuitiv erfolgen kann, lässt sich von außen meist nicht entscheiden, ob eine bestimmte Person dieses oder jenes bewusst oder vielleicht doch unabsichtlich getan hat. Dies ist aber keineswegs nur negativ zu werten oder gar ein Grund, die

„Flinte ins Korn zu werfen", im Gegenteil: Das Wissen um die niemals 100-prozentige Berechenbarkeit der Mitmenschen ermöglicht es uns, von linearen Strukturen – wenn ich „A" sage, reagiert mein Gegenüber mit „B" – zu den wesentlich spannenderen Ansätzen wie dem **Trial-and-Error-Ansatz** zu gelangen. Trial and Error bedeutet in diesem Zusammenhang einen Vorteil für Ihre kommunikative Praxis. Statt mühsam mittels eingeübter Techniken zu manipulieren und den Fehler bei sich zu suchen, wenn etwas nicht funktioniert, können Sie frei und vor allem kreativ vorgehen – wie Kinder, die spielend durch Ausprobieren lernen. Dies erfolgt nach folgendem Regelkreis: Aktion/Intervention – Wirkungsphase/Beobachtung – Evaluation – und schließlich eventuell eine erneute Intervention. Aber machen wir es etwas anschaulicher:

- **Aktion/Intervention**
  Nachdem Sie bemerkt haben, dass etwas in der aktuellen Kommunikationssituation nicht passend ist oder Sie beschlossen haben, aus irgendeinem anderen Grund kommunikativ zu intervenieren, setzten Sie eine Aktion. Dies kann z. B. Reframing sein oder auch ein bewusstes Schweigen oder eine besondere Frage. Da Ihr Gegenüber nicht berechenbar ist, brauchen Sie sich nicht zu sehr unter Druck zu setzen. Es geht nicht mehr um gezielte Manipulation, sondern eher um eine gezielte Irritation des Problemsystems.
- **Wirkungsphase/Beobachtung**
  Geben Sie Ihren Aktionen Zeit, um im System zu wirken. Wie bei den meisten guten Dingen im Leben gilt auch in der Kommunikation: Weniger ist mehr! Viele gute Interventionen bleiben in der Praxis wirkungslos, da zu rasch eine neue Intervention nachgesetzt wird. Im schlechtesten Falle heben sich dann die Interventionen gegenseitig auf und bleiben wirkungslos. Lassen Sie sich also Zeit. In einem Gespräch kann dieses „Zeitlassen" viele Gesichter haben: Holen Sie sich einen Kaffee, öffnen Sie das Fenster oder schweigen Sie einfach eine kurze Weile.
- **Evaluation**
  Die Evaluation oder Auswertung ist von enormer Wichtigkeit. Prüfen Sie, was sich verändert hat. Fragen Sie sich, ob sich die Situation in Ihrem Sinne oder vielleicht sogar in die andere Richtung verändert hat.
- **Eventuelle neuerliche Aktion/Intervention**
  Kommen Sie in der Evaluation zu dem Schluss, dass Ihre Absicht, das Kommunikationssystem zu irritieren und damit eine Veränderung des Gesprächsverlaufs herbeizuführen, nicht funktioniert hat, dann probieren Sie eine andere Variante. Wie beim Detektiv-

spiel sollten Sie sich aber das merken, was zuvor nicht funktioniert hat. Schließlich lernt man aus Fehlern.

Sie sehen, dass das Trail-and-Error-Verfahren Ihnen viel Druck erspart und größtmöglichen Raum für kreative Interventionen lässt. Nutzen Sie diesen Raum und achten Sie darauf, diesen spielerischen Ansatz „ernst", das heißt in diesem Falle eben nicht ernst zu nehmen: Ein Spiel soll in erster Linie Spaß machen. Achten Sie bei der Planung und Umsetzung Ihrer Aktionen auf den eigenen Fun-Faktor. Der Trail-and-Error-Ansatz eignet sich hervorragend dazu, die eigenen Möglichkeiten voll auszuschöpfen.

Mehr noch: Durch den Trial-and-Error-Ansatz können Sie viel über Ihre Patienten lernen. Immer wenn Sie einen scheinbaren Misserfolg einfahren – wenn z. B. Ihr Gegenüber trotz Ihrer Deeskalationsversuche immer wütender wird –, erhalten Sie neue Informationen darüber, wie die Person unter bestimmten Umständen reagieren kann. Aber Vorsicht, auch dabei gibt es keine 100-prozentige Sicherheit. Ein Mensch, der zehnmal gleich auf eine bestimmte Situation oder Äußerung reagiert, kann beim elften Mal etwas dazugelernt haben und anders reagieren. Stimmung, Tagesform oder krankheitsbedingte hormonelle Veränderungen können instabile Faktoren sein, die bestimmen, wie die Reaktion ausfällt.

Alle diese Überlegungen sind natürlich unnötig, solange die Kommunikation zwischen Ihnen und dem Gegenüber reibungslos und zu Ihrer Zufriedenheit verläuft. Die Notwendigkeit zur Intervention, also dem bewussten Setzen bestimmter Aktionen, um ein bestimmtes Kommunikationssystem bzw. eine Situation zu stören, besteht natürlich nur, wenn Sie das Gefühl haben, dass etwas schiefläuft.

Nach diesen theoretischen Betrachtungen möchte ich Ihnen ein praktisches Beispiel für ein kommunikatives Trail-and-Error-Vorgehen aus dem klinischen Alltag mit auf den Weg geben.

Kommunikationsbeispiel 1 für Trial and Error

Therapeut	(lächelt freundlich) Ich hatte Ihnen doch gesagt, dass Sie für die Therapie bitte Sportkleidung anziehen, oder? In der Lederjacke können wir jedenfalls nicht arbeiten.
Patient	(wirkt abweisend) Mir ist kalt, und außerdem hab ich die Jacke immer an. Ich ziehe mich nicht gern vor anderen aus.
Therapeut	(überlegt und stellt dann zwei Gläser Wasser auf den Tisch) Was glauben Sie, wird Herr Dr. W sagen, wenn er erfährt, dass Sie keine Therapie bekommen haben, weil Sie sich geweigert haben, Ihre Lederjacke abzulegen?

Patient	(erwidert trotzig) Herr W. ist mir völlig egal. Also, legen wir jetzt los? Ich will ja mitmachen, ich will nur meine Jacke nicht ausziehen.
Therapeut	(schweigt, sieht sein Gegenüber nachdenklich an) Na gut, probieren wir es. Ich muss nur schnell noch die Thera-Bänder aus dem Therapieraum 2 holen (geht zur Heizung, dreht diese auf die höchste Stufe und verlässt den Raum). Ich bin gleich wieder da.
Patient	(wartet, zwischenzeitlich wird es sehr warm im Raum ... beginnt zu schwitzen).
Therapeut	(kehrt nach 5 Minuten in den Therapieraum zurück) So, die Bänder habe ich, dann legen wir los.
Patient	(steht mit rotem Kopf auf) Hm ... vielleicht ziehe ja doch meine Jacke aus. Jetzt wird's mir richtig warm.
Therapeut	(schweigt und lächelt).
Patient	(wirkt etwas verunsichert, lächelt aber erklärend) Wenn ich mich gleich bewege, dann wird es ja noch wärmer ...
Therapeut	Das stimmt, daher hatte ich ja vorgeschlagen, dass Sie in leichter Sportbekleidung kommen.
Patient	Dann beim nächsten Mal.

Die Frage, was Dr. W. zu der Weigerung sagen würde, bleibt als Intervention wirkungslos. Der Therapeut jedoch setzt auf eine andere ebenso wirkungsvolle wie kreative Intervention: Durch Aufdrehen des Heizkörpers erledigt sich das Problem fast wie von selbst. Eine weitere kreative Lösung zeigt sich im nächsten Fallbeispiel.

Kommunikationsbeispiel 2 für Trial and Error

Patient	Und dann hat C. gemeint, dass sie sowieso keine Zeit und keine Lust mehr hat, mit uns in diesen Club zu gehen. Und da war es schon extrem spät ..., also sind T. und ich allein gefahren. Und als wir in dem Club angekommen sind, war dort überhaupt nichts mehr los, also wir wieder ins Taxi und weiter ... Wir sind dann noch in einige Bars in der Altstadt gefahren, aber da war auch nichts mehr los, also sind wir wieder zu C. gefahren, da war aber schon alles dunkel.
Therapeut	(unterbricht) Entschuldigung, können wir uns wieder auf die Übung konzentrieren? Wir können vielleicht drei Minuten früher Schluss machen und dann können Sie mir erzählen, wie die Geschichte ausgegangen ist.
Patient	(nickt kurz) Gut.

Therapeut	Ok, dann konzentrieren wir uns wieder. Und nochmal drei Wiederholungen bitte.
Patient	(lacht plötzlich) Aber das muss ich schnell noch erzählen, wir haben dann nämlich C. aufgeweckt. Die war ja schon im Bett und natürlich stinksauer … (lacht) … und wissen Sie, was wir dann gemacht haben? Halten Sie sich fest … Wir haben dann mitten in der Nacht angefangen zu kochen … in C.s Küche … na, das gab vielleicht Ärger (lacht erneut).
Therapeut	(bleibt ernst …) Können wir uns bitte noch kurz konzentrieren.
Patient	Sicher, aber das hab ich noch vergessen. Als wir nämlich von der Altstadt zurück zu C. gefahren sind, hatte D. ihren Schirm im Taxi vergessen …
Therapeut	(wirkt genervt) Bitte! Ganz kurz noch konzentrieren.
Patient	Klar, sicher, aber das war soooooo lustig … Also der Schirm lag ja noch im Taxi, konnte also gar nicht bei C. sein, trotzdem hat D. geglaubt, dass er bei C. ist. Jedenfalls … (lacht wieder und spricht weiter).
Therapeut	(geht zum Lichtschalter, knippst das Licht im Therapieraum aus und dann wieder an).
Patient	(verstummt und schaut verwundert).
Therapeut	So, jetzt hören Sie mich wieder, oder (lächelt freundlich und gutmütig)?

Wie Sie sehen, bedürfen besondere Situationen auch besonderer Maßnahmen.

Zur Reflexion

Folgende Reflexionsfragen sollen als Anregung für Ihr professionelles Handeln nach dem Trail-and-Error-Ansatz dienen:

- Welche Arten von Spielen haben Sie als Kind besonders geliebt? Welche Spiele mögen Sie vielleicht heute noch gern? Was gefällt Ihnen an diesen Spielen?
- Wie reagieren Sie auf Druck in Kommunikationssituationen? Welche Strategien haben Sie, um Druck abzubauen?
- Wie können Sie in Ihrem Patientenkontakt kleine Beobachtungspausen einbauen?
- Was bedeutet für Sie Zielorientierung? Worin unterscheidet sich Ihrer Meinung nach Prozessorientierung von Zielorientierung?
- Wo verwenden Sie in Ihrem Privat- oder Berufsleben bereits Trial-and-Error-Ansätze?

U Umgang mit Aggression und Gewalt oder warum Hunde, die bellen, manchmal doch beißen

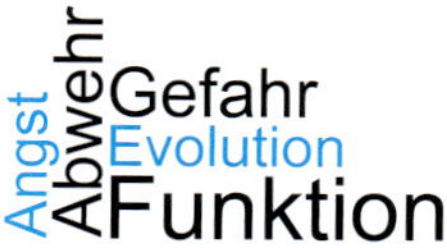

Abb. U.1 Themenfeld Umgang mit Aggression und Gewalt

▶ Abb. U.1

Im Gesundheitsbereich sind Sie und Ihre Kollegen der verschiedenen Gesundheitsprofessionen permanent mit Menschen konfrontiert, denen es nicht gut geht – deshalb kommen sie zu Ihnen. Aus der Hirnforschung weiß man, dass **Aggression** häufig durch negative Empfindungen wie Schmerz, Hitze, Kälte, Angst oder Hunger hervorgerufen wird. Das heißt zwar nicht, dass Sie von jedem hungrigen Menschen, dem Sie auf der Straße begegnen, direkt ins Ohr gebissen werden, macht aber deutlich, dass die Chance auf ein aggressives Gegenüber zu treffen, im Gesundheitsbereich höher ist als z. B. in einer Modeboutique. Natürlich sind auch Profis des Gesundheitsbereichs nicht ständigen Prügeleien ausgesetzt. Zu **offenen Gewaltausbrüchen** kommt es glücklicherweise eher selten. Meist tritt uns Gewalt – zumindest in unserer zivilisierten westlichen Welt – in einer sozialisierten, abgeschwächten Form entgegen. Dass man nicht einfach zuschlagen darf, lernt bei uns bereits jedes Kind. Das macht die Formen der Aggression und der Gewalt, denen man in der Praxis begegnet, leider nicht immer angenehmer. Statt der Faust ins Gesicht gibt es heute eher **Mobbing, Zynismus, Gewaltfantasien** und **üble Nachrede.** Auch **Schimpfattacken** oder andere **Disziplinarmaßnahmen** sind durchaus im Programm der tolerierten **Aggressionsausdrücke** enthalten. Mit dem Begriff „tolerieren“ ist an dieser Stelle keinesfalls „gutheißen“ gemeint. Schaut man sich allerdings die Fälle von Mobbing, übler Nachrede oder andere relativ moderne Formen der Aggression an, dann sieht man, dass trotz Ombuds- und Beratungsstellen solche Problematiken kaum in den Griff zu bekommen sind.

In der Realität ist Aggression auch nicht wirklich „in den Griff" zu bekommen. Aggression ist ein sehr altes, biologisch fest verankertes **Verhaltensmuster,** welches sehr effektiv dem **Selbstschutz,** der **Beschaffung von Ressourcen** oder der **Verteidigung** in möglicherweise gefährlichen Situationen dient. Die menschliche Aggression ist somit eine echte **Überlebensstrategie,** die fest in unserem Verhaltensrepertoire verankert ist. Die Evolution hat viele aggressive Tiere hervorgebracht. Die meisten sind sehr erfolgreich. Alle **Anti-Aggressionstrainings** und **Mediationen** der Welt werden nichts an der Tatsache ändern, dass der Mensch, wie manche Tiere auch, ein aggressives Lebewesen ist. Wenn man sich also Gedanken zu einem günstigen Umgang mit Aggression und Gewalt macht, dann muss man im Hinterkopf behalten, dass es nicht um die Verhinderung von Aggression gehen kann. Es geht lediglich um den **Umgang mit dem jeweiligen Ausdruck von Aggression,** den, wenn man so will, destruktiven Folgen der Aggression. Im Anti-Aggressionstraining lernen die Teilnehmer keinesfalls, „nicht mehr aggressiv" zu sein. Sie lernen, wie sie besser mit den mannigfaltigen Frustrationen des Alltags umgehen können, da man mittlerweile einen starken **Zusammenhang zwischen Aggression und Frustration** erkannt hat, wobei die Frustration wohl eine Art Auslösefunktion innehat. Ferner wird im Rahmen solcher Trainingsprogramme nach neuen, sozial besser **verträglichen Formen des ärgerlichen Ausdrucks** gesucht. So können z. B. Schreien und das Eindreschen auf einen Sandsack dem Schlagen auf eine andere Person vorgezogen werden. Auch Sport eignet sich sehr gut zum Abbau von Aggressionen.
Der Mechanismus ist Ihnen bekannt: Aggression verhält sich wie ein Vulkan. Seinen Ausbruch kann man nicht verhindern. Entscheidend für das Ausmaß der Verwüstung ist vielmehr die Frage nach der Kanalisation der Lava. Kann sie ungehindert abfließen? Gibt es vielleicht sogar Kanäle? Wie viele Menschen leben im Ausbruchsgebiet? Sind diese evakuiert worden oder sind sie in Sicherheit? Sie ahnen längst, worauf ich hinaus will. Versuchen Sie nicht, die Aggression auszuschalten, denn Sie können nichts stoppen, was nicht aufzuhalten ist. Sollten Sie den Ausbruch der Aggression erfolgreich verhindert haben, dann müssen Sie sich wohl oder übel die Frage stellen: Wo ist sie hin? Oder besser: Wo bricht sie nun aus?
Generell gilt: Je heftiger der Aggressionsausbruch, desto größer die Gefahr von tätlicher Gewalt. Da der Umgang mit **tätlicher Aggression** und **Gewalt** sehr komplex und situationsabhängig ist, stellen nachstehende Punkte nur eine sehr vereinfachte Vorgehensweise dar,

die jeweils an die individuelle Situation und die handelnden Personen angepasst werden muss:

1. **Eigenschutz geht vor Fremdschutz**
   Diese oberste Priorität des Selbstschutzes gilt für alle Einsatzkräfte im Rettungsdienst, für Feuerwehrleute und im Umgang mit Gewalt und Aggression auch für Sie. Besteht die Gefahr, dass Sie physisch oder psychisch verletzt werden könnten, so ziehen Sie sich sofort in einen geschützten Bereich zurück. Niemandem ist geholfen, wenn Sie als Helfer selbst hilflos werden. Von akuter Flucht bis zu einem vorgeschobenen Kaffee, den Sie angeblich holen müssen, alles ist denkbar – selbst im Strafrecht wird der besondere Wert des Selbstschutzes gewürdigt. Unterlassene Hilfeleistung ist dann entschuldbar, wenn ich mich durch die Hilfeleistung gefährden würde.
2. **Hilfe holen**
   Sind Sie im beruflichen Tun mit Aggression und Gewalt konfrontiert, dann sollten Sie immer Hilfe hinzuziehen. Beraten Sie sich mit Ihren Kollegen. Informieren Sie Ihren Vorgesetzten und rufen Sie den Sicherheitsdienst lieber einmal zu oft als einmal zu wenig. Da das Ausmaß von Wutausbrüchen und Aggression meist schwer einschätzbar ist, sollten Sie sich grundsätzlich Verstärkung holen. Manchmal eskalieren sogar Situationen, die wir eigentlich als harmlos eingeschätzt haben. Zudem kann es hilfreich sein, einfach nach Hilfe zu rufen, auch wenn nicht unbedingt Hilfe in der Nähe ist. Bereits der bloße Gedanke an Verstärkung schlägt so manchen Täter in die Flucht.
3. **Prophylaxe statt Nachsorge**
   Je nachdem in welchem Umfeld Sie tätig sind und mit welchem Patientengut Sie arbeiten, kann es sinnvoll oder notwendig sein, prophylaktische Maßnahmen im Team oder mit der Leitungsebene zu besprechen. Schaden kann es nie! Fragen Sie sich, mit welchen Maßnahmen Sie sich an Ihrem Arbeitsplatz vor tätlicher Gewalt schützen können und ob diese Maßnahmen überhaupt ausreichen. Die meisten Gewalttaten passieren in Situationen, in denen keine Schutzmaßnahmen vorhanden sind. Obwohl eindrucksvoll und häufig medial ausgeschlachtet, kommt es in der Öffentlichkeit eher selten zu Gewalttaten. Gewalt und Missbrauch finden in der Regel dort statt, wo prophylaktische Schutzmaßnahmen – z. B. Öffentlichkeit, ausreichende Beleuchtung, Fluchtwege, Sicherheitskameras, Verhaltensregeln für Notfälle – fehlen, also an dunklen, einsamen Orten, in der Familie oder in der Anonymität von Massenveranstaltungen. Täter wollen normalerweise

nicht ins Licht der Öffentlichkeit gezerrt werden. Eine nach außen präsente Gewaltprophylaxe, z. B. ein auf der Station ausgehängter Gewaltleitfaden, schreckt viele potenzielle Gewalttäter ab. Zudem sollten Sie auch überlegen, wie Sie sich in einer potenziellen Gefahrensituation verhalten würden. Ist die Bedrohung akut, dann ist es meistens schon zu spät. Die eigene Panik verhindert rationale Entscheidungen und lässt Sie im schlechtesten Fall zum Opfer werden. Wie in einem der vorangegangenen Kapitel thematisiert, gilt für den Umgang mit tätlicher Gewalt ähnliches wie für den Umgang mit sexualisierter verbaler Gewalt: Je früher erkannt, desto besser aufzuhalten.

Sollten Sie in der einen oder anderen Situation dennoch entscheiden, sich weder in Sicherheit zu bringen (da keine direkte tätliche Gewalt droht) noch Hilfe anzufordern, dann achten Sie auf eine **deeskalierende Vorgehensweise:** Sprechen Sie ruhig und klar: Schreien oder unverständliches Murmeln kann Ihr Gegenüber noch mehr in Rage bringen. Wahren Sie physische Distanz: Aggressive Menschen könnten in körperlicher Annäherung eine Bedrohung sehen. Zudem hat Aggression häufig eine Art Sogwirkung: Lassen Sie sich durch die Aggression Ihres Gegenübers nicht dahingehend provozieren, selbst gewalttätig zu werden. Dies würde dem potenziellen Täter nur eine willkommene Ausrede für das eigene Fehlverhalten liefern. Schauen wir uns am nachfolgenden Beispiel an, wie der Umgang mit Gewalt und Aggression in der Praxis professionell ablaufen könnte.

Kommunikationsbeispiel 1 für den Umgang mit Aggression und Gewalt

Angehöriger	(reißt die Tür des Behandlungszimmers auf und stürmt hinein) Sie … Sie haben meine Mutter auf dem Gewissen!
Therapeut	(springt entsetzt auf und stellt sich hinter die Behandlungsliege) Was? Ich?
Angehöriger	Wenn Sie besser aufgepasst hätten, dann wäre meine Mutter in Ihrer Therapie nicht gestürzt und hätte sich auch den Oberschenkel nicht gebrochen. Jetzt ist sie tot und Sie pfuschen immer noch weiter.
Therapeut	Bitte beruhigen Sie sich. Ich weiß ja nicht einmal …
Angehöriger	Beruhigen? Ich soll mich beruhigen? Sie haben meine Mutter auf dem Gewissen!
Therapeut	(dreht sich zum Schreibtisch, nimmt den Telefonhörer ab und wählt) Thomas, kommst du bitte schnell mal rüber in Behandlungszimmer 2? Schnell bitte!

Angehöriger	(nähert sich wütend dem Schreibtisch) Was soll das? Feige sind Sie wohl auch noch!
Therapeut	Ich werde in dieser Stimmung nicht mit Ihnen allein reden. Ich werde jetzt den Raum verlassen.
Angehöriger	Nein, wir reden jetzt (stellt sich vor die Tür).
Therapeut	Dann werde ich den Sicherheitsdienst rufen (greift zum Apparat, gleichzeitig öffnet sich die Tür und ein Kollege tritt zögerlich ein). Thomas! Gut dass du kommst (geht zur Tür und aus dem Raum). (vom Gang aus in den Raum sprechend) Wie ich Ihnen schon gesagt habe, werde ich jetzt gehen und den zuständigen Arzt rufen. Sie beruhigen sich bitte in der Zwischenzeit.
Angehöriger	(wirkt etwas verunsichert) Nein, kommen Sie zurück (bleibt unschlüssig stehen).
Therapeut	(kehrt nach einigen Minuten mit einem Arzt, dem Kollegen und einer Person des Sicherheitspersonals zurück) So, nun können wir reden.

Ganz schön gefährlich, wie Sie sehen. Um in einer solch hitzigen Situation einen kühlen Kopf zu bewahren, braucht es etwas Übung. Auch im nächsten Kommunikationsbeispiel wird es brenzlig.

Kommunikationsbeispiel 2 für den Umgang mit Aggression und Gewalt

Patient	Wegen der fünf Minütchen wollen Sie mich jetzt nicht mehr behandeln? Was glauben Sie eigentlich, wen Sie vor sich haben?
Therapeut	Die Therapie hat um 13:00 Uhr begonnen. Jetzt haben wir bereits fünf nach halb zwei. Dass wir jetzt noch anfangen, macht keinen Sinn mehr. Ich werde Ihnen einen neuen Termin geben.
Patient	(steht bedrohlich auf) Das werden Sie nicht. Ich bekomme jetzt meine Therapie! Oder wir können gleich mal vor die Tür gehen … So lasse ich nicht mit mir umspringen (wird rot vor Zorn).
Therapeut	Beruhigen Sie sich bitte wieder.
Patient	(schreit) Nein, ich bekomme jetzt sofort meine Therapie!
Therapeut	Gut. Moment (steht auf, verlässt kurz den Raum und erscheint wenig später mit zwei Kollegen). So, und nun gehen Sie bitte, sonst werden wir den Sicherheitsdienst rufen.

Patient	(wirkt überrascht, schimpft aber weiter) So was!!!! Gut, aber mich sehen Sie hier nicht mehr wieder. Gehören alle verdroschen hier drinnen (verlässt schimpfend den Raum).
Therapeut	(an die Kollegen) Danke für Eure Hilfe!

Zur Reflexion

Folgende Reflexionsfragen sollen Ihnen helfen, im Ernstfall richtig zu reagieren:

- Was löst der Gedanke, dass Aggression eine angeborene Schutzfunktion des Menschen ist, bei Ihnen aus? Wann haben Sie das letzte Mal sehr laut geschrien?
- Wie leben Sie selbst Ihre Aggressionen aus? Wie geht es Ihnen, wenn Sie Ihre Aggressionen unterdrücken?
- Stellen Sie sich vor, Sie werden Zeuge einer Gewalttat. Wie würden Sie reagieren, wenn Sie über Superkräfte verfügten? Wie würden Sie reagieren, wenn Sie besonders klein und schwach wären?
- Was würden Sie Ihren Kollegen raten, wenn diese tätlich von einer anderen Person bei der Ausübung ihres Berufs angegriffen würden?

V Verbal vs. nonverbal oder wie viele Worte Sie wirklich brauchen, um verstanden zu werden

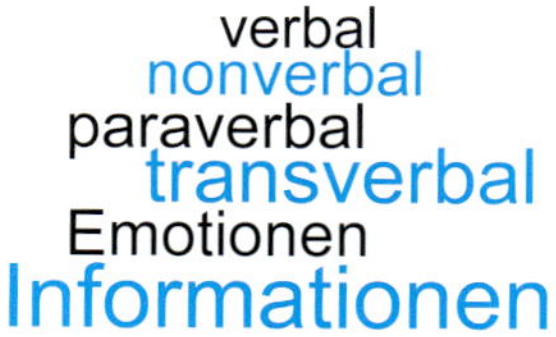

Abb. V.1 Themenfeld Verbal vs. nonverbal

▶ Abb. V.1

Am Anfang war das Wort – so lehrt es zumindest die Bibel. Ungeachtet dieser religiös motivierten Aussage wissen wir heute, dass dies keineswegs den Tatsachen entspricht. Da **Kommunikationsfähigkeit** die Grundlage für die Entwicklung der Sprache ist, müsste es logischerweise heißen: Am Anfang war die Kommunikation. Wie bereits in verschiedenen Kapiteln dieses Buches erläutert, sind Sprache und Kommunikation keinesfalls dasselbe. Kommunikation umfasst alles, was dazu dient, einen Austausch zwischen zwei oder mehreren Individuen herzustellen.

In der **Kommunikationstheorie** unterscheidet man – zumindest theoretisch – vier Arten von Kommunikation:

- **Verbale Kommunikation**
  Verbale Kommunikation beruht auf der Verwendung von Sprache bzw. Worten und Begriffen. Reine verbale Kommunikation ist aber „in freier Wildbahn" nie zu beobachten. Selbst eine E-Mail oder ein maschinengeschriebener Brief enthalten, z. B. durch die E-Mail-Adresse oder Tippfehler, Informationen, die zusätzlich zum geschriebenen Wort weitergegeben werden.
- **Nonverbale Kommunikation**
  Nonverbale Kommunikation ist alles, was an inhaltlichem Austausch zwischen zwei oder mehreren Individuen ohne Verwendung von gesprochener Sprache abläuft, z. B. Pfeifen, Winken, Lächeln, Stirnrunzeln, Körpersprache, rote Rosen oder einfach eine Umarmung oder ein Kuss. Die Möglichkeiten der nonverbalen Kommunikation sind schier unendlich.

- **Paraverbale Kommunikation**
  Unter paraverbaler Kommunikation versteht man die Mischform aus verbaler und nonverbaler Kommunikation. Dies ist die Kommunikationsform, die uns im Alltag am häufigsten begegnet. Meist unterlegen Menschen ihre verbalen Botschaften nonverbal: Eine Torte über den Worten „Happy Birthday" auf einer Geburtstagskarte, eine lebhafte Erzählung, die mit starken Gesten unterstützt wird oder ein Augenzwinkern, welches anzeigt, dass die soeben erzählte Geschichte nicht ganz ernst zu nehmen ist. Besonders wenn wir emotional ansprechende Inhalte vermitteln wollen, unterstützen wir unser Sprechen mit nonverbaler Untermalung.
- **Transverbale Kommunikation**
  Unter transverbaler Kommunikation versteht man gemeinhin alles, was zwischenmenschlich ablaufen kann und die nonverbale, verbale und paraverbale Kommunikation übersteigt – also die Kommunikation, die wir weder sehen, noch hören oder messen können. Transverbale Kommunikation ist ausschließlich erfahrbar oder fühlbar: das diffuse Gefühl der Verbundenheit mit einer Person, die über 500 km weit entfernt lebt, das plötzliche Bedürfnis, einen alten Freund anzurufen, von dem man schon ewig nichts mehr gehört hat oder das Gefühl von Eltern, dass ihre Kinder irgendwie in Gefahr sind, eine unbegründete Antipathie gegen eine Person, die uns eigentlich nichts getan hat, oder das Gefühl, in der anderen Person eine verwandte Seele zu erblicken – all diese Gefühle sind nicht sachlich begründet und auch nicht nachvollziehbar. Trotzdem wirken diese transverbalen Botschaften massiv auf die Handlungsebene der jeweiligen Person. Somit darf die transverbale Kommunikation, obwohl rational nicht fassbar, niemals vernachlässigt werden. Aus der Lernforschung wissen wir, dass Kinder bei Lehrern, die sie sympathisch finden, bessere Lernerfolge erzielen als bei weniger sympathischen Lehrern – und das bei identischer methodischer Unterrichtsgestaltung. Aber nicht nur bei anderen Personen, Kindern oder bei Ihren Patienten ist diese Ebene wirksam. Auch Sie handeln aufgrund transverbaler Botschaften – alle Menschen tun dies. Ob die transverbale Ebene der Kommunikation somit ein naturwissenschaftliches Phänomen oder esoterische Einbildung ist, ist für die kommunikative Praxis gleichgültig. Entscheidend ist in diesem Fall allein die Wirkung der transverbalen Kommunikation auf die jeweilige Person.

Nach dieser sehr theoretischen Unterscheidung der **unterschiedlichen Formen menschlicher Kommunikation** sollten Sie sich fragen, wie Sie in Ihrer klinischen Praxis die menschliche Fähigkeit auch nonverbal, also ohne Worte, zu kommunizieren, sinnvoll nutzen können. Im Gesundheitsbereich treffen Fachkräfte immer wieder auf Patienten, die aufgrund ihrer Erkrankung ihre **Sprachfähigkeit** verloren haben. Dies bedeutet natürlich nicht, dass diese Menschen auch die Fähigkeit des Hörverstehens eingebüßt haben. Im Gegenteil, der Hörsinn scheint auch bei größeren Schädigungen meist noch zu funktionieren – sogar stark sedierte Menschen berichten immer wieder mit großer Detailtreue, welche Geräusche oder sogar Dialoge sie trotz Sedierung gehört haben. Da man also nie genau sagen kann, was und wieviel ein Patient in seinem jeweiligen Zustand mitbekommt oder verstehen kann, sollten Sie es sich zur Gewohnheit machen, mit allen Patienten zu reden – egal ob Säugling oder Apalliker. Apropos apallisches Syndrom: Die Arbeit mit Wachkoma-Patienten hat in den letzten Jahren sehr große Fortschritte auf dem Feld der nonverbalen Kommunikation erzielt. Längst gibt es zahlreiche bemerkenswerte Studien zur nonverbalen Kommunikation mit komatösen Patienten. All diese Studien legen nahe, was Sie bereits ahnen: Das Märchen von „nicht ansprechbaren" Patienten ist längst widerlegt. Sowohl Apalliker als auch schwerstbehinderte Menschen können kommunizieren, wenn auch meistens nur nonverbal. Auch Babys und Kleinkinder, die noch keine Muttersprache erlernt haben, interagieren mit der Umwelt. Nehmen Sie sich einmal Zeit und studieren Sie die Mienen komatöser Intensivpatienten. Sie reagieren mit ihrem ganzen Körper, ihrem ganzen Sein auf ihre Umwelt: Herzschlag, Atmung, Mimik, Körperhaltung, Muskeltonus – dies alles wird eingesetzt. Haben Sie schon einmal versucht, im Atemrhythmus von palliativen Patienten mitzuatmen? Sie werden schnell merken, dass sich ein merkwürdiges Verbundenheitsgefühl einstellt. Gemeinsames Atmen hat eine sehr intime Seite – also Vorsicht bei dieser Selbsterfahrung.

Um Ihre Fähigkeiten zur Deutung nonverbaler Botschaften zu optimieren, brauchen Sie eigentlich nichts weiter zu tun als genau zu beobachten. Jetzt mögen Sie erstaunt sein. Die Fähigkeit zur **nonverbalen Kommunikation** ist allen Menschen gemein und kulturell unabhängig. Das einzige, was diese Fähigkeit beeinträchtigt, ist die zu starke Fokussierung auf das gesprochene Wort und der chronische Zeitmangel, der verhindert, dass wir genau beobachten. Beides lässt sich aber bewusst steuern.

Noch viel spannender ist es, selbst vermehrt nonverbal mit unserer Umwelt zu kommunizieren. Die Reflexionsfragen am Ende dieses

Kapitels mögen Ihnen erste Anregungen zur Verbesserung der eigenen nonverbalen Kommunikationsskills geben. Doch zunächst schauen wir uns an, wie sich der nonverbale Bereich geschickt in die verbale Patientenkommunikation einbauen lässt.

Kommunikationsbeispiel 1 für verbal vs. nonverbal

Patient	(wirkt etwas verlegen) Haben Sie kurz Zeit? Ich möchte noch schnell mit Ihnen reden. Ich ... ich ... (bricht ab, sucht nach Worten).
Therapeut	(lächelt) Natürlich, wir haben noch genügend Zeit. Worüber wollten Sie mit mir reden?
Patient	(sucht nach Worten) Also, ich ... ich merke ja selbst, was mit mir los ist ... dass alles immer schlechter wird. Außerdem hab ich seit einigen Tagen das Gefühl, dass ich weiß, dass es zu Ende geht. Ich habe so ein komisches Gefühl ...
Therapeut	(nimmt sich einen Stuhl, setzt sich ganz dicht ans Bett und lächelt ermutigend).
Patient	Meine Kinder und die Ärzte sagen mir ständig, dass ich die Hoffnung nicht aufgeben darf, aber die verstehen nicht ... Ich hab keine Angst, es ist nur ... (zuckt mit den Schultern).
Therapeut	Hm ... (schaut lange und nachdenklich ins Gesicht des Patienten).
Patient	Glauben Sie, dass ich verrückt bin?
Therapeut	(lächelt) Nein (deutet dann auf einen Schlüsselanhänger am Schlüsselbund, der wie ein Fisch aussieht). Wissen Sie, was das für ein Fisch ist?
Patient	(schüttelt stumm den Kopf).
Therapeut	Ein Lachs! Die Lachse leben im Meer, bis sie irgendwann die Flüsse hinaufziehen, laichen und dann sterben. Niemand muss ihnen sagen, wann sie sich auf ihre letzte Reise begeben sollen. Sie wissen es einfach (lächelt).
Patient	(strahlt und ergreift die Hand des Therapeuten).
Therapeut	Und niemand wird behaupten, dass die Lachse verrückt sind, oder?
Patient	(strahlt weiter) Nein, niemand.

Auch die folgende Situation zeigt, wie reich und differenziert nonverbale Kommunikation sein kann.

Kommunikationsbeispiel 2 für verbal vs. nonverbal

Angehörige	Danke, dass ich noch einmal vorbeikommen durfte. Jetzt wo Papa tot ist (fängt an zu weinen) … er ist immer sehr gern zu Ihnen gekommen.
Therapeut	(bietet ein Taschentuch an) Danke, mir hat es auch immer viel Freude gemacht, mit Ihrem Herrn Vater zu arbeiten.
Angehörige	Er ist immer gern im Therapieraum gewesen … (schaut sich um).
Therapeut	Ja, und etwas ist noch immer von ihm hier (öffnet eine Schublade und holt eine Packung Pfefferminzbonbons heraus). Die hat er hier vergessen.
Angehörige	(lacht und weint gleichzeitig) Wirklich? Sogar hier!!! Auch zuhause liegen überall noch diese Bonbons, er war süchtig danach (lacht).
Therapeut	(öffnet die Box und hält sie hin).
Angehörige	(schaut kurz auf, nimmt dann ein Bonbon und steckt es in den Mund).
Therapeut	(greift ebenfalls in die Box und nimmt sich ein Bonbon).
Angehörige	Danke (lächelt)!

Wie Sie sehen, kann uns die nonverbale Kommunikation da helfen, wo Worte allein nicht ausreichen.

Zur Reflexion

Nun kommen wir zu den bereits angekündigten Reflexionsfragen, deren Beantwortung Ihnen die Türe zur wunderbaren Welt der nonverbalen Kommunikation ein Stückchen weiter öffnen wird:

- Wie verändert sich Ihr Gesicht, wenn Sie sich freuen? Wie sehen Sie aus, wenn Sie Schmerzen haben? Wie verändert sich der Tonus Ihrer Muskulatur, wenn Sie Schmerzen haben?
- Versuchen Sie, in den kommenden Arbeitstagen bewusst einzelne Worte oder auch ganze Sätze durch Gesten, Mimik oder einen Gegenstand zu ersetzen. Was verändert sich am Inhalt Ihrer Aussage?
- Woran erkennen Sie bei einem Säugling, ob es diesem gut oder schlecht geht? Worin unterscheidet sich der Säugling von Ihnen?
- Wann haben Sie zum letzten Mal selbst transverbale Kommunikation erlebt? Was hat sich dabei auf Ihrer Gefühlsebene abgespielt?

- Wie stark setzen Sie die Gestik zur Unterstützung Ihrer verbalen Äußerungen ein?
- Was ist der Vorteil der nonverbalen Kommunikation, wo liegen ihre Grenzen?

W Weinen, Schreien, Ausrasten oder wie Sie gut mit starken Gefühlen umgehen

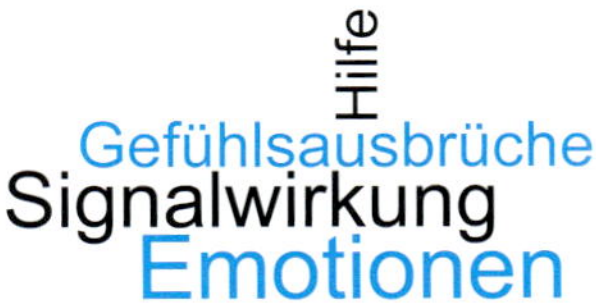

Abb. W.1 Themenfeld Weinen, Schreien, Ausrasten

▶ Abb. W.1

Was tut ein Tier, wenn es in eine gefährliche Situation gerät? Nun, werden Sie sagen, es hängt natürlich von der Spezies ab … Die meisten Tiere werden versuchen zu flüchten. Und wenn es keine Fluchtmöglichkeit gibt? Dann greifen sie an, brüllen, stellen sich tot oder werden panisch. In jedem Falle reagieren sie ganz und gar nicht so, wie sie sich normalerweise verhalten würden. Ebenso geht es uns Menschen. Geraten wir in sehr herausfordernde Situationen, die uns bedrohen oder ängstigen, dann verhalten wir uns ganz und gar nicht so wie wir es normalerweise tun würden. Wie die Tiere beginnen wir plötzlich zu brüllen, um uns zu schlagen oder apathisch zu werden.

Im Gesundheitsbereich, in dem wir es traditionell leider eher mit kranken als mit gesunden Menschen zu tun haben, begegnen wir täglich Menschen in außergewöhnlich herausfordernden, manchmal sogar lebensbedrohlichen Situationen. Nicht verwunderlich also, dass Sie als Profi des Gesundheitsbereichs häufiger mit Gefühlsausbrüchen, Tränen oder sonstigen starken Emotionen konfrontiert sind. Aber warum reagieren höher entwickelte Lebewesen auf so eine extreme Art und Weise? Und warum lässt es die Umwelt nicht kalt? Warum übertragen sich diese Gefühle und rufen bei uns Unwohlsein hervor? Warum will man eine weinende Person instinktiv dazu bringen, dass sie aufhört?

Die Antwort auf all diese Fragen liegt in der **sozialen Funktion von Gefühlsausbrüchen.** Zunächst einmal sind Gefühlsausbrüche naturgemäß nicht bewusst gesteuert. Vielmehr sind Weinen, Schreien oder das „Verlieren der Nerven“ eine instinktive Reaktion auf ausweglose Situationen. Evolutionär macht ein solches Verhalten für soziale Wesen

wie den Menschen großen Sinn. Die übrigen Mitglieder der Gruppe sollen Bescheid wissen. Hier steckt ein Individuum in Schwierigkeiten. Hier lauert Gefahr oder Bedrohung. Hier ist jemand verletzt worden. Dieses „auf sich aufmerksam machen" ist günstig für das Überleben einer sozialen Gemeinschaft. Zum einen ruft das betreffende Individuum potenzielle Hilfe herbei. Zum anderen wird die gesamte Gruppe zur Vorsicht aufgerufen. Um sicherzustellen, dass die Gemeinschaft auch reagiert, verfügen wir quasi über ein eingebautes Warnsystem. Gefühlsausbrüche versetzen nicht nur die Person selbst in einen Ausnahmezustand, sondern auch alle, die den Gefühlausbruch miterleben, sind emotional betroffen oder werden in Alarmbereitschaft versetzt. Doch nicht nur negative Gefühle übertragen sich auf diese Weise. Ein schrilles Lachen kann ebenso verstörend sein wie ein Weinen. Neben der sozialen Funktion sorgen Gefühlsausbrüche in der Regel auch für eine **physische Entlastung** der gestressten, bedrohten oder verletzten Person. Sie haben sicherlich schon einmal gesehen, wie Kinder nach einem Wutausbruch erschöpft einschlafen. Plötzlich, nachdem die Hölle los war, wird das Kind ganz ruhig, zieht noch einige Male die Nase hoch – und schlummert friedlich ein. Aber auch als Erwachsener fühlt man sich häufig nach dem Weinen etwas weniger traurig, etwas ruhiger und vielleicht auch schon etwas besser. Belastende Situationen werden allem Anschein nach leichter, wenn sie nach außen getragen werden.
Gefühlsausbrüche sind also von hoher **sozialer Bedeutung** und haben beim betroffenen Individuum zudem noch einen **heilenden Effekt** – natürlich nur, solange keine dauerhafte Selbstschädigung während des Gefühlsausbruchs erfolgt.
Anderseits ist ein Gefühlsausbruch wie lautes Schreien, Weinen oder Ausrasten psychisch wie physisch sehr anstrengend für das meist ohnehin schon geschwächte Individuum. Es geht also offensichtlich im richtigen Umgang mit starken Gefühlen um zwei wesentliche Elemente: Einerseits das Zulassen eines Gefühlsausbruchs in seiner sozialen und medizinischen Funktion und andererseits der Schutz der betroffenen Personen. Für diesen Drahtseilakt benötigen Sie vor allem:

- **Akzeptanz**
  Die Grundvoraussetzung für einen sicheren und guten Umgang mit starken Emotionen wie Trauer, Wut oder Verzweiflung ist Akzeptanz. Rufen Sie sich ins Gedächtnis, dass es richtig, wichtig und gut ist, dass ein leidender Mitmensch auf sich aufmerksam macht. Erst wenn Sie dies verinnerlicht haben, können Sie wirklich helfend einwirken: Statt zu vertrösten oder zu verdrängen können Sie durch den Schmerz begleiten und somit wirklichen Trost spenden. Akzeptanz ist die Einsicht, dass es richtig ist und

sein darf, dass Menschen, denen es nicht gut geht, ihre Stimme erheben.

- **Empathie**
  Eng verbunden mit der Akzeptanz ist die Empathie. Haben wir erst einmal akzeptiert, dass die betreffende Person einen Gefühlsausbruch hat und auch haben darf, können wir uns ans Einfühlen machen. Wir können jetzt überlegen, was der Mensch in dieser Situation am dringendsten braucht und ob wir möglicherweise in der Lage sind, es ihm zu geben. Empathie ist übrigens keinesfalls dasselbe wie Mitleid. Mitleid reduziert das Gegenüber auf „das arme Opfer" – was häufig nicht den Tatsachen entspricht. Empathie bedeutet eher „einfühlsames Verstehen". Es geht nicht darum, ein Individuum in eine bestimmte Opferrolle zu pressen.
- **Vorsicht**
  Vorsicht ist bekanntlich die Mutter der Porzellankiste, sollte aber auch immer an Board sein, wenn Sie mit starken Gefühlen konfrontiert sind. Zum einen können Menschen in Ausnahmezuständen sich und andere ernsthaft verletzen, zum anderen sind Gefühlsausbrüche für die betroffene Person und das Umfeld anstrengend. Wie auch beim bereits in diesem Buch beschriebenen Umgang mit Gewalt sollten Sie zur Sicherheit immer Verstärkung rufen, wenn einer Ihrer Patienten die Nerven verliert. Und wie immer gilt auch hier: Eigenschutz geht vor Fremdschutz. Mit einer gebrochenen Nase sind Sie nicht hilfreicher! In bestimmten Fällen kann es auch angebracht sein, den Sicherheitsdienst zu rufen oder Medikamente einzusetzen.

Mit dieser Triade an Werkzeugen im Gepäck brauchen Sie sich nicht mehr vor starken Gefühlen zu fürchten. Im folgenden Dialog erfahren Sie, wie professionell der Umgang mit starken Gefühlsausbrüchen durch die konsequente Anwendung von Akzeptanz, Empathie und Vorsicht erfolgen kann.

Kommunikationsbeispiel 1 für Weinen, Schreien, Ausrasten

Patient	Aaaaaaaargh ... ich halte das alles nicht mehr aus (schlägt sich beständig und fest auf den Kopf).
Therapeut	(eilt ans Bett) M.!!! M.!!!! Was ist denn los?
Patient	(heult auf, hört aber auf, sich selbst zu schlagen) Ich mag einfach nicht mehr, das ist doch alles kein Leben mehr ...
Therapeut	(dreht sich kurz zum anderen Krankenbett, an dem ein Kollege arbeitet) S., könntest du kurz herkommen (dann wieder zum Patienten gewandt)? Das denk ich mir, hmmm ..., kaum auszuhalten ...

Patient	(weint weiter) Ich bin erst 14! 14! Und das ist mein Leben (reißt verzweifelt an der Infusion)!
Therapeut	(spricht laut aber sehr ruhig) Das ist echt kaum auszuhalten, oder?
Patient	(beruhigt sich etwas, bleibt aber sehr weinerlich) Ich kann einfach nicht mehr.
Therapeut	Du warst auch echt tapfer und es dauert ja auch schon so lange (dreht sich zum Kollegen). Rufst du bitte K.? Ich glaube, wir brauchen etwas zur Beruhigung (dann wieder zum Patienten gewandt). Leg dich mal bitte gerade hin. Ich weiß, was wir jetzt machen.
Patient	(weint weiter, folgt aber der Anweisung).
Therapeut	Gleich bekommst du etwas, damit es dir wieder besser geht. Ich werde dir bis dahin eine Fußmassage geben. Dann kannst du etwas entspannen.
Patient	(beruhigt sich weiter).
Therapeut	Weißt du, was ich wichtig finde?
Patient	(fragt leise) Was denn?
Therapeut	Dass du mit G. darüber sprichst, wie es dir geht. Wann hast du denn den nächsten Termin bei G.
Patient	Morgen.

Sie sehen, wie geschickt Hilfe geholt, Akzeptanz und Empathie vermittelt und zudem noch ein Hilfsangebot aus der eigenen Profession zur Verbesserung der Situation eingesetzt wurde. Haben Sie bemerkt, dass der Kollege bewusst ein vom Kopf sehr weit entferntes Körperteil behandelt hat? Dies kann günstig sein, um die betroffene Person psychisch und physisch aus der Krisensituation zu begleiten.

Egal wie stark die aufbrechenden Emotionen auch sein mögen, Sie werden sehen, dass sie ihren Schrecken verlieren, wenn man sich mit ihnen beschäftigt. Schauen Sie sich dazu das folgende Beispiel an.

Kommunikationsbeispiel 2 für Weinen, Schreien, Ausrasten

Therapeut	Gut, probieren Sie es noch einmal. Das ist wirklich schwierig, aber mit etwas Übung bekommen Sie das schon hin.
Patient	(lässt die Hantel aus der Hand fallen und beginnt zu weinen) Ich kann nicht mehr, ich kann einfach nicht mehr ... (schluchzt heftig)!
Therapeut	(wartet).
Patient	Das wird mir alles zu viel. Ich bin schon so lange da und irgendwie wird nichts besser. Mir wird das alles zu viel ... (weint weiter).

Therapeut	(bleibt still, setzt sich neben den Patienten auf den Boden).
Patient	(weint, wird aber mit der Zeit ruhiger) Ich schaff das einfach nicht.
Therapeut	(bietet ein Taschentuch an).
Patient	(nimmt das Tuch) Sorry …
Therapeut	Nein, nein, gut wenn alles rauskommt. Mir tut es leid, dass ich nicht bemerkt habe, wie angespannt Sie vorhin waren.
Patient	Ja (schluchzt noch immer etwas und reibt sich die Augen), manchmal kommt dann die Angst, dass alles wieder von vorne losgeht und so …
Therapeut	Das ist ganz normal. Sie müssten sich eher Sorgen machen, wenn Ihnen Ihre Gesundheit egal wäre. Trotzdem finde ich es wichtig, dass man nicht zu lange allein vor sich hin leidet … Der Herr T., den kennen Sie doch bereits? Das ist unser Psychotherapeut auf der Station Ich bin mir sicher, dass der Ihnen einige Tipps geben könnte, wie Sie am besten mit diesen Ängsten umgehen können. Wenn Sie wollen, dann schaut er nachher noch bei Ihnen vorbei.

Auch hier geht der Therapeut wieder äußerst geschickt und feinfühlig vor. Haben Sie die Formulierung „Mir tut es leid, dass ich nicht bemerkt habe, wie angespannt Sie vorhin waren" bemerkt? Das „vorhin" hilft, sich vom Gefühlsausbruch zu distanzieren, weil es eine sprachliche Zeitdistanz aufbaut.

Zur Reflexion

Die abschließenden Reflexionsfragen sollen Sie dabei unterstützen, eventuell bestehende Ängste vor starken Gefühlen abzubauen, um dann konstruktiv mit ihnen umzugehen.

- Wann hatten Sie zum letzten Mal einen richtigen Gefühlsausbruch? Was war daran befreiend? Was war vielleicht beängstigend?
- Mit welchen heftigen Gefühlen sind Sie bisher in Ihrem Berufsleben konfrontiert worden? Mit welchen Gefühlen können Sie gut umgehen? Gibt es Gefühle, mit denen Sie ungern in Berührung kommen? Was macht diese Gefühle für Sie so unangenehm? Was ist an diesen unangenehmen Gefühlen sinnvoll oder hilfreich?
- Wie wäre die Arbeit mit emotionslosen Menschen für Sie? Was würde in Ihrer Arbeit für Sie leichter werden? Was würde schwerer oder unmöglich sein?

- Welche physischen Symptome gehen häufig mit Gefühlsausbrüchen einher? Was könnten Sie aus Ihrem Berufsbild heraus bei diesen Symptomen anbieten?
- Welche Schutzmaßnahmen können Sie realistischerweise an Ihrem Arbeitsplatz treffen, wenn Sie mit Gefühlsausbrüchen konfrontiert werden?

X Xenophobie und Rassismus oder wie Sie am besten mit fremdenfeindlichen Äußerungen umgehen

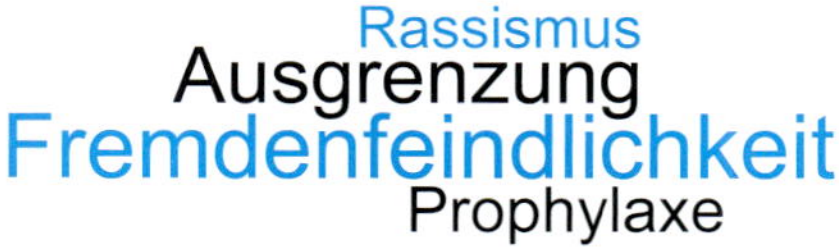

Abb. X.1 Themenfeld Xenophobie und Rassismus

▶ Abb. X.1

Leider ist auch der Gesundheitsbereich nicht frei vom Übel der **Fremdenfeindlichkeit.** Als Schmelztiegel der Gesellschaft stößt man in ihm ebenso auf **Ausgrenzung** und **Rassismus** wie in jedem anderen Bereich des menschlichen Zusammenseins. Und zwar auf allen Ebenen. Obwohl es sowohl unter den Fachkräften als auch unter den Patienten viele Menschen mit Migrationshintergrund gibt, regieren – wie in der übrigen Gesellschaft – **Vorurteile** und **Ausgrenzung.** Sollten Sie selbst einen Migrationshintergrund haben – was eigentlich auf fast jeden Menschen zutrifft –, dann werden Sie genau wissen, wovon ich spreche. Den schlimmsten Auswüchsen dieses unwürdigen Verhaltens sind Grenzen gesetzt: Sowohl öffentlich zu Schau gestellte nationalsozialistische Propaganda als auch tätliche Gewalt an Fremden oder Menschen mit Migrationshintergrund sind strafbar und somit Sache von Sicherheitsdienst, Polizei und Staatsanwaltschaft. Viel schwieriger jedoch ist es, der **Xenophobie** – der Angst und Abneigung gegenüber Menschen, die anders sind als man selbst – beizukommen. Diese **versteckte Fremdenfeindlichkeit** tritt uns in der Praxis in allen Farben und Formen entgegen. Die Gründe dafür füllen ganze Bücher. An dieser Stelle geht es nicht darum, die Wurzeln dieses Übels zu bekämpfen, sondern vielmehr darum zu zeigen, wie Sie mit den kleinen Ausländerwitzen, den gemurmelten Vorurteilen oder den wiederholten politischen Parolen umgehen können. Denn diese nicht strafbaren Formen des Rassismus begegnen uns häufig auf Station oder in der eigenen Praxis.

Dass der alte Herr K. gern Zigeunerschnitzel isst, macht ihn per se – trotz der Verwendung der politisch unkorrekten Bezeichnung seiner Leibspeise – noch nicht zum Rassisten. Auch die Negerschnitten der Frau B. müssen keinen xenophoben Hintergrund haben. Die Äußerung der jungen Patientin S. hingegen, dass sie sich nicht vom türkischstämmigen Krankenpfleger R. waschen lassen möchte, weil „diese Muslime alle frauenfeindlich sind", trägt einen deutlichen **Rassismus-Stempel.** Nicht allein das Vorurteil, alle Muslimen seien frauenfeindlich, weist darauf hin. Auch die Unterstellung, dass es sich bei R. in jedem Falle aufgrund seiner Herkunft um einen frauenfeindlichen Muslimen handeln muss, deutet auf die Geisteshaltung der Patientin S. hin. Ähnlich wie bereits im Kapitel über sexualisierte verbale Gewalt beschrieben, gilt auch bei **Xenophobie** und **Fremdenfeindlichkeit** das Sprichwort: Wehret den Anfängen! Haben Sie erst einmal – entgegen Ihrer eigenen Überzeugung und nur um des lieben Friedens Willen – über einen fremdenfeindlichen Witz gelacht, sitzen Sie bereits im Rassismusboot. Während Ihrer Behandlung muss man also kein Blatt mehr vor den Mund nehmen. Wundern Sie sich nicht, wenn neben fremdenfeindlichen Äußerungen nun auch sexistische oder homophobe Witze hinzukommen. Ihr Lächeln war ein klarer Wink: Ich mag diese Fremden auch nicht! Also ist wieder einmal Ihre Zivilcourage gefragt. Widerstehen Sie dem Impuls einfach wegzuhören, mitzulachen oder sich irgendwie unsichtbar zu machen. Das ist in Ihrer Funktion ohnehin unmöglich. Sie sind immer Vorbild, und welches Vorbild geben Sie ab, wenn Sie trotz Ihrer beruflichen Verpflichtung, allen Patienten zu helfen, beginnen würden, öffentlich über eine Patientengruppe zu lachen oder schlecht über sie zu reden? Ihre Funktion schließt – unabhängig von Ihren privaten Einstellungen – eine xenophobe oder rassistische Haltung aus. Damit sind Sie in jedem Fall gefordert, Ausgrenzung und Vorurteile zumindest im Beruf zu bekämpfen. Damit Sie dieser Aufgabe gerecht werden können, sollten Sie die drei folgenden Regeln beachten:

- **Vorsicht statt Nachsicht**
  Wie bereits oben beschrieben, sollten Sie fremdenfeindliche oder rassistische Äußerungen niemals ignorieren, sondern immer direkt und von Anfang an klarmachen, dass Sie diese in Ihrer Funktion und als Vertreter einer Einrichtung des Gesundheitswesens nicht tolerieren können. Machen Sie klar, dass Sie derartige Äußerungen nicht gut heißen. Sollte dies nicht genügen, um Äußerungen dieser Art abzustellen, dann lassen Sie sich andere Konsequenzen einfallen: Ziehen Sie Kollegen hinzu, stellen Sie Öffentlichkeit her – das verschreckt die meisten Hobby-Rassisten – oder drohen Sie in Absprache mit Ihren Vorgesetzten mit

Therapieabbruch, sofern dies in dem gegebenen Fall rechtlich überhaupt möglich ist.

- **Klarheit statt Vermeidung**
  Bleiben Sie klar in Ihren Äußerungen. „Nun ja, Sie haben ja recht, aber einige sind nicht ganz so schlimm …" oder „das ist lustig, aber auch ein bisschen arg …" oder ähnlich schwammige Formulierungen sind in diesem Zusammenhang nicht hilfreich. Im Zweifelsfall wird Ihr Gegenüber aus einer derart unklaren Botschaft das heraushören, was es will – unabhängig von Ihrer Intention. Je klarer Sie als Profi auftreten, desto fassbarer werden Sie als Person für Ihr Gegenüber. Erst die Klarheit ermöglicht einen tragfähigen Beziehungsaufbau. Unklarheiten lassen immer Interpretationsspielraum und das endet meist mit Missverständnissen und Enttäuschungen.
- **Miteinander statt Gegeneinander**
  Versuchen Sie, in Ihrem Team und Ihrer Einrichtung eine gemeinsame Linie zu entwickeln. Sie werden bald sehen, dass dies sehr entlastend ist. Wenn alle an einem Strang ziehen, dann bekommt man das Massenphänomen „Fremdenfeindlichkeit" besser in Griff. Idealerweise wird der professionelle Umgang mit Fremdenfeindlichkeit und Xenophobie in einem Team-Meeting oder in einer Supervision besprochen. Achten Sie dabei stets darauf, dass nicht einzelne private Meinungen und Erfahrungen dominieren, sondern finden Sie eine gemeinsame professionelle Haltung gegenüber Rassismus und Co.

Trotz aller Berücksichtigung dieser drei Grundregeln dürfen Sie nicht vergessen, dass die Bekämpfung von Rassismus und Fremdenfeindlichkeit ein Kampf gegen Windmühlen ist. Versuchen Sie nicht, zum Engel der Gerechtigkeit zu werden. Auch wenn die Medizin sich rasant weiterentwickelt, gegen menschliche Dummheit ist leider noch kein Kraut gewachsen.

Im folgenden Dialog sehen Sie, wie klar und deutlich der Umgang mit Fremdenfeindlichkeit und Alltagsrassismus sein muss, damit die gewünschte Wirkung erzielt werden kann.

Kommunikationsbeispiel 1 für Xenophobie und Rassismus

Patient	So viele Kopftuchträgerinnen in dieser Klinik … Wirklich, man weiß ja langsam nicht mehr, ob man im Abendland oder im Morgenland daheim ist (schüttelt den Kopf, wird dann plötzlich heiter). Aber kennen Sie den schon? Kommen ein Türke, ein Russe und …

X

Therapeut	(unterbricht) Ich möchte keine fremdenfeindlichen Witze in meinem Therapieraum hören. Das habe ich Ihnen schon einmal gesagt und ich sage es jetzt zum letzten Mal: Hier im Haus werden alle Menschen gleich behandelt. Es ist unser Auftrag zu helfen, also bitte ich Sie jetzt noch einmal, in meiner Gegenwart nicht so zu reden.
Patient	Na na, wer wird denn gleich so unfreundlich sein? Ein kleiner Witz wird doch wohl noch erlaubt sein?
Therapeut	Bei Ihren Freunden oder bei Ihrer Familie können Sie natürlich erzählen, was Sie wollen, aber meine Kollegen und ich sind von der Klinikleitung angewiesen worden, Rassismus und Fremdenfeindlichkeit entschieden entgegenzutreten.
Patient	So, das ist ja wieder typisch. Alles für die armen Ausländer … Am Ende muss man sich noch schämen, dass man nicht schwarz ist.
Therapeut	(geht einen Schritt zurück) Also, wollen Sie jetzt weiter therapiert werden oder politische Diskussionen führen? Für Letzteres werde ich nämlich nicht bezahlt.
Patient	Schon gut, machen wir weiter (wirkt verstimmt).
Therapeut	Na gut, dann machen wir weiter.
Patient	Jetzt bekommt man schon einen Maulkorb verpasst …
Therapeut	Das haben Sie falsch verstanden. Sie können mit mir über alles reden, aber wir werden hier im Haus keinen Rassismus dulden. Ich werde Ihre Ärztin, Frau Dr. H., darüber in Kenntnis setzen, dass …
Patient	Bloß nicht, ich bin schon ruhig. Also, was kommt als nächstes?
Therapeut	Gut, gehen wir rüber zur Behandlungsliege.

Sie sehen, wie hartnäckig der Patient trotz Ermahnung am Thema klebt? Aber auch der Therapeut lässt sich nicht beirren und weicht nicht zurück. Sie haben das Hausrecht auf Ihrer Seite. Das können Sie ruhig zeigen. Auch im nächsten Beispiel wird der Therapeut mit xenophoben Äußerungen konfrontiert – diesmal allerdings aus dem Kollegenkreis.

Kommunikationsbeispiel 2 für Xenophobie und Rassismus

Kollege	Ach, ich komm grad von Herrn A. von Zimmer 104. Die ganze Zigeunerbande war wieder da. Einen Lärm veranstalten die … Wie im Zirkus!!!
Therapeut	Was für eine Bande?
Kollege	Na, Zigeuner oder Kurden oder was auch immer das für welche sind!
Therapeut	Na hör mal, das geht aber nicht! Von den Patienten verlangen wir, dass sie vernünftig mit uns reden und du bezeichnest die Angehörigen als Zigeunerbande!
Kollege	Ach, was du immer hast (wirkt eingeschüchtert). Ich hab es ja nicht so gemeint, es ist aber auch wirklich eine Belästigung für die anderen, die im Zimmer liegen.
Therapeut	Gut, ich dachte schon …
Kollege	Ich muss jetzt weiter, es ist schon spät.

Merken Sie, wie der Kollege zurückrudert und die eigene Aussage verharmlost?

Zur Reflexion

Die anschließenden Reflexionsfragen werden Ihnen hoffentlich einige praxisrelevante Ideen für den professionellen Umgang mit Xenophobie und Fremdenfeindlichkeit am Arbeitsplatz liefern:

- Wie fühlen Sie sich, wenn jemand über Sie lacht oder abschätzig über Sie redet? Was würden Sie dieser Person am liebsten sagen? Was hält Sie möglicherweise davon ab, Ihre Meinung zu äußern?
- Wie schaffen Sie es, Ihren Patienten zu widersprechen, wenn diese nicht im Recht sind?
- Wie stehen Sie selbst zu Fremdenfeindlichkeit und Rassismus?
- Ist Rassismus Thema unter Ihren Kollegen? Wie ist die offizielle Haltung Ihrer Einrichtung dazu? Gibt es Leitlinien? Gibt es einen Verhaltenskodex?
- In welchen Situationen würden Sie sich als mutig bezeichnen? In welchen Situationen reagieren Sie eher nicht mutig, eventuell sogar feige?

Y Youtube, Facebook und Twitter oder Kommunikation via neue Medien

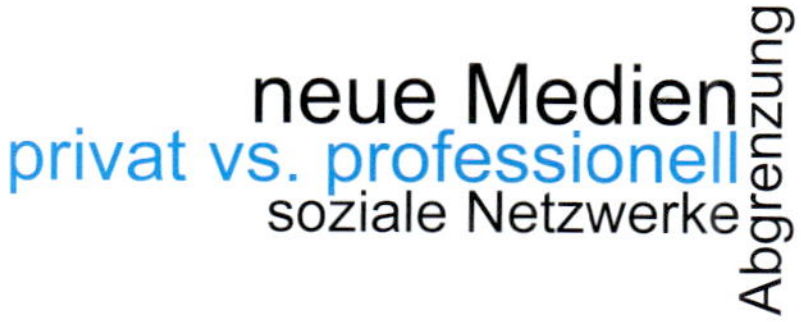

Abb. Y.1 Themenfeld Youtube, Facebook und Twitter

▸ Abb. Y.1

Youtube, Facebook und **Twitte**r sind längst zu einem festen Kommunikationsbestandteil des 21. Jahrhunderts geworden und aus unserer Gesellschaft nicht mehr wegzudenken. Für viele Menschen sind **soziale Netzwerke, online-Foren** und **Videoblogging** so selbstverständlich wie Zähneputzen und Schlafen. Der Begriff „neue Medien" ist jedoch irreführend: In einer sich rasant wandelnden Zeit sind Facebook & Co. alte, und vor allem wohlbekannte Hüte. Selbst die größten Internetkritiker haben längst begriffen, dass die Zeit nicht zurückgedreht werden kann – und auch nicht zurückgedreht werden soll. Gerade bei langen Krankenhausaufenthalten erweisen sich die sozialen Netzwerke als wahrer Segen. So kann die kleine D. trotz komplizierter Fraktur inkl. eines langen stationären Aufenthalts nachverfolgen, was ihre Freundinnen draußen in der Welt alles „liken", was in der Schule gerade durchgenommen wird und was ihre Großeltern im Urlaub so erleben. Aber auch Sie selbst können trotz langer Dienste und knapper Zeitressourcen mit Freunden in Übersee in Kontakt bleiben, die neuesten Behandlungsmethoden in Online-Lectures kennenlernen oder Ihre Weihnachtsgrüße per Internet verschicken. Ohne Frage, vieles ist dank Facebook und anderer sozialer Netzwerke einfacher geworden. In dieser Hinsicht sind die neuen Medien eine Revolution von geradezu kopernikanischem Ausmaß: Statt in die Welt gehen zu müssen, können wir die ganze Welt zu uns holen. Neben den üblichen Gräben zwischen arm und reich, gebildet und bildungsfern etc. glänzen diese Kommunikationsmöglichkeiten durch ihre starke soziale Verträglichkeit. Günstige Smartphones, Gratis-Hotspots und Internet-Terminals ermöglichen fast allen Menschen den Zugang zu diesen Medien. Auch die großen Träger des Gesundheitssektors und des öffentlichen Lebens sind – wie alle anderen auch – online: kein Krankenhaus ohne geeigneten Webauftritt, keine politische Partei ohne Facebook-Seite. Selbst der Papst ist online. Aber all dem Segen und den zweifelsfreien Vorzügen zum Trotz gibt es einige Fallen, die es besonders für Sie als Profi des Gesundheitssektors zu beachten gilt. Mehrfach wurden Sie im Laufe unseres kleinen Ausflugs in die wunderbare Welt der Kommunikation darauf hingewiesen, dass Sie besonders großen Wert auf den **Schutz Ihrer Privatsphäre** legen sollten – zum eigenen Wohl und zum Wohl Ihrer Patienten. Sie sind kein Facebook-Freund, genau genommen sind Sie überhaupt kein Freund Ihrer Patienten. Sie sind ein bezahlter, professioneller Helfer. Nicht mehr, aber auch nicht weniger. Verwirren Sie sich und Ihre Patienten nicht durch positives Beantworten von online-Freundschaftsanfragen o. Ä. Sie könnten damit Erwartungen wecken, die Sie bei der Fülle von Patienten, denen Sie im Laufe Ihres Berufslebens begegnen, niemals erfüllen können. Zudem bringen Sie sich auch selbst unnötig in Gefahr. Warum sollten Ihre Patienten wissen, wo Sie am liebsten Pizza essen gehen, welche Bar Sie aufsuchen oder wie Sie betrunken aussehen? Neben den vielen positiven Möglichkeiten fördern soziale Netzwerke leider auch ein paar Schattenseiten der menschlichen Natur zutage. Noch nie war **Stalking** so bequem und einfach von daheim aus zu betreiben. Noch nie waren so viele private Informationen von Menschen weltweit verfügbar. Nicht nur die Geheimdienste reiben sich die Hände, auch jede Person, die sich unsterblich in Sie verliebt hat, Sie aus unbegründetem Hass heraus verfolgen will oder nur auf eine Gelegenheit wartet, in Ihr neues Ferienhaus einzubrechen, wird sich zunächst einmal im Internet schlau machen. Dies allein ist übel genug und es besteht wirklich keine Notwendigkeit, diese Entwicklung noch zu forcieren, indem Sie Ihre Patienten zu Ihren Freunden machen oder ihnen Zugriff auf Ihre privaten Fotoalben gewähren. Lassen Sie sich auch nicht von „Wieso denn nicht, mit dem Zivi X. bin ich auch befreundet …?“ oder „Dann bin ich aber beleidigt …“ in die Irre führen. Sie allein bestimmen, wie sehr Sie sich und Ihr Privatleben schützen. Auf Ihre berufliche Dienstleistung haben Ihre Patienten ein Recht – nicht aber auf Sie als Privatperson!

Trotzdem können Sie Facebook, Twitter und Co. in der Therapie nutzen. So müssen z. B. vielbeschäftigte Eltern nicht mehr zwingend vor Ort sein, um die Therapie ihres Kindes zu verfolgen. Auch kann ein ambulanter Patient problemlos eine Übung per Videokonferenz demonstriert bekommen. Dafür muss er nicht extra ins Krankenhaus fahren. Auch bei der Anamnese können die neuen Medien hilfreich sein. Ein Blick auf die Facebookseite eines Teenagers und Sie wissen, worauf der Jugendliche steht, was geht und was nicht. Auch diverse E-Learning-Dienste können Ihren klinischen Alltag sehr vereinfachen. Die Protokolle der letzten Teamsitzungen, Unterlagen der letzten Fortbildung und vieles mehr ist immer verfügbar – ohne lange Sucherei in staubigen Archiven. Ferner können Sie die Tatsache, dass fast alle Patienten unter 60 Jahren ein Smartphone besitzen, nutzen, um ihnen Therapiepläne zuzumailen, Übungsvideos zur Verfügung zu stellen oder Heilbehelfe zu präsentieren. Trotz all dieser zweifelsohne beeindruckenden Vorteile der medialen Kommunikation gilt dennoch: Es geht nichts über realen, persönlichen Kontakt. Wie soll ein Mensch Vertrauen zu einer anonymen Nachricht im Internet fassen? Wen soll er fragen, wenn er die Erklärungen, Übungen oder Online-Beschreibungen nicht versteht?

Wir wollen die neuen Medien weder verteufeln noch glorifizieren. Aber sicherlich ist Ihnen aufgefallen, dass trotz fast unbegrenzter technischer Möglichkeiten noch immer keine Pflegeroboter zum Einsatz kommen, und dass auch nicht jede Pflegekraft ein Tablet zur Hand hat. Der Gesundheitsbereich ist auf die persönliche verbindliche Ebene zwischen realen Menschen angewiesen. Die neuen Medien können unterstützen, aber die Zeit, in der Avatare und Roboter Ihren Job übernehmen, ist, zumindest im Gesundheitssektor, noch sehr, sehr weit entfernt.

Folgender Dialog verdeutlicht, dass die Möglichkeiten der neuen Medien positiv zum Wohlbefinden der Patientin und somit günstig für den Therapieerfolg eingesetzt werden können.

Kommunikationsbeispiel 1 für Youtube, Facebook und Twitter

Therapeut	Was ist denn heute los, P.? Du wirkst so abwesend. Hast du keine Lust?
Patientin	(wirkt traurig) Doch, schon … Es ist nur … (bricht ab).
Therapeut	Magst du mir nicht erzählen, was dich bedrückt?
Patientin	Naja, meine Ballettklasse hat heute ihre Weihnachtsaufführung. Ich hätte eigentlich die Hauptrolle tanzen sollen … also natürlich vor dem Unfall. Aber ich wäre zumindest gerne dabei.
Therapeut	Ach, ja wie schade. Ich wusste gar nicht, dass du so gut im Ballett bist. Wow, eine Hauptrolle sogar (lächelt). Wann ist denn die Aufführung?
Patientin	Jetzt gerade. Sie haben sogar extra für mich einen Livestream eingerichtet, damit ich über mein Handy wenigstens dabei sein kann.

Therapeut	Und? Das ist doch toll? Ist dein Handy kaputt?
Patientin	Nein, aber jetzt haben wir ja Therapie. Und da darf ich ja kein Handy benutzen.
Therapeut	Hmmmm, da müsste man wohl einmal eine Ausnahme machen. Wenn du mir versprichst, dass wir trotzdem nebenbei an deinem Fuß weiterarbeiten, dann können wir gerne die Aufführung anschauen.
Patientin	(strahlt vor Freude) Wirklich? Ich freu mich so!
Therapeut	Aber dann schauen wir auf dem Computerbildschirm, da sieht man mehr und du kannst trotzdem während der Behandlung auf der Liege bleiben, ok?
Patientin	Sicher (legt sich wieder hin).
Therapeut	Hast du die Internetadresse?

Sie sehen, dass sich die neuen Medien leicht und kreativ zum Beziehungsaufbau nutzen lassen, ohne gleich auf Facebook befreundet sein oder sich gegenseitig Messages zutwittern zu müssen.
Auch folgendes Beispiel zeigt, wie die neuen Medien sinnvoll eingesetzt werden können.

Kommunikationsbeispiel 2 für Youtube, Facebook und Twitter

Angehöriger	Es wäre mir sehr wichtig, dass mein Sohn während des langen Aufenthalts hier nicht ganz den Anschluss in der Schule verliert (wirkt besorgt).
Therapeut	Sie können ihm gern die Aufgaben ins Krankenhaus mitbringen. Wenn er keine Therapie hat, kann er sicherlich lernen.
Angehöriger	Das meine ich nicht (setzt sich). Es ist nämlich so: E. wurde in der letzten Schule gemobbt und hat erst im Sommer die Schule gewechselt. Also wegen Mobbings, und nun hat er endlich ein paar Freunde gefunden. Ich habe Angst, dass er, wenn er so lange keinen Kontakt zu den anderen hat, wieder zum Außenseiter wird.
Therapeut	Nun, was kann man da machen? Er wird sicherlich noch drei bis vier Wochen nicht schulfähig sein.
Angehöriger	Ich weiß, aber heutzutage läuft ja so viel über Facebook. Und er ist da bei so einer Gruppe dabei, alles Jungs aus seiner Klasse … Es gibt ja unten im Kaffeebereich diese PC-Inseln, aber solange er nicht aufstehen darf, kann er dort ja nicht hin …

Therapeut	Ach so, dann werde ich mit der Pflege reden. Sie können ihn sicherlich einmal im Rollstuhl mit hinunter nehmen, wenn Sie wieder zu Besuch kommen. Ich werde das veranlassen.
Angehöriger	Wirklich (strahlt)? Da wird er sich aber freuen.
Therapeut	Und Sie sich offensichtlich auch (zwinkert freundlich mit den Augen).

Neue Medien – ob Fluch oder Segen hängt offensichtlich immer vom richtigen Gebrauch ab.

Zur Reflexion

Die nachfolgenden Reflexionsfragen sollen Ihnen erste Ideen für die sinnvolle Nutzung der neuen Medien in der eigenen Praxis geben:

- Bei welchen neuen Medien sind Sie bereits angemeldet? Wissen Sie, wie Facebook, Twitter und Youtube funktionieren? Falls nicht, wer aus Ihrem Umfeld könnte Ihnen erklären, was Sie noch nicht wissen?
- Hat Ihre Einrichtung eine eigene Webpräsenz? Wie sehr können Sie sich damit identifizieren? Würden Sie Patienten auf diese Seite verweisen? Wenn nein, warum nicht?
- Überlegen Sie, wo und wie die Verwendung der neuen Medien Ihre berufliche Praxis erleichtern könnte.
- Was würden Sie einem Patienten entgegnen, wenn dieser Sie als Facebook-Freund adden möchte, Sie dies aber nicht wollen?

Z Zeitdruck und Kommunikation oder wie Sie trotz Stress einen kühlen und coolen Kopf bewahren

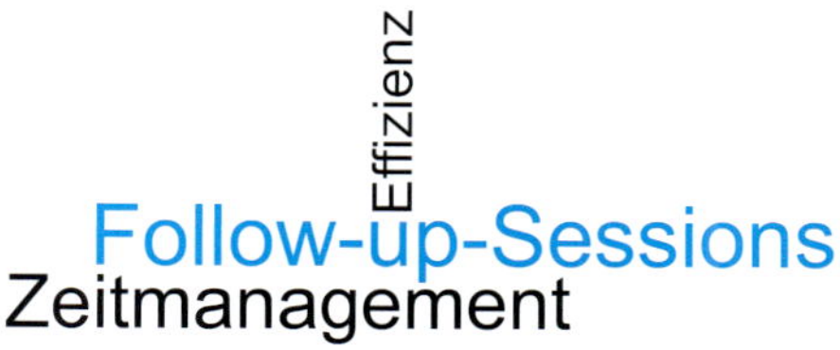

Abb. Z.1 Themenfeld Zeitdruck und Kommunikation

▶ Abb. Z.1

Der Gesundheitssektor ist leider chronisch unterbesetzt und unterfinanziert. Die Folge sind hohe Patientenzahlen, schlechte Personalschlüssel, Burnout und Zeitmangel. Besonders der **chronische Zeitmangel** wirkt sich fatal auf die Patientenkommunikation und damit auch auf die Therapieerfolge aus. Schlecht informierte Patienten sind unzufrieden, verhalten sich seltener compliant – wie sollten sie auch? – und bauen weniger Vertrauen zu ihren professionellen Helfern auf als gut informierte Patienten. Wir alle wissen jedoch, dass man sich keine Zeitressourcen aus den Rippen schneiden kann. Ebenso kann man in ein 15-minütiges Gespräch nicht mehr hineinpacken als in dieser Zeitspanne möglich ist. Wenn Sie nicht zur Galionsfigur einer neuen Gesundheitsreform werden wollen, dann gilt es, nach realistischen Lösungen für das leidige Zeitproblem zu suchen.

Dies erscheint umso dringlicher, als beständiger Zeitdruck nicht nur die Therapieergebnisse verdirbt, sondern auch krank macht – in diesem Fall eher Sie als Ihre Patienten. Zeitdruck produziert in Ihrem Körper beständig negative und **ungesunde Stressreaktionen.** Diese wirken sich besonders verheerend aus, wenn Sie sich erst einmal daran gewöhnt haben. Menschen sind extrem anpassungsfähig und würden sich sogar in der Hölle relativ rasch einleben. Das Fatale daran ist, dass Menschen gleichzeitig auch träge sind: Haben wir uns erst einmal an eine Situation gewöhnt, erlahmen in der Regel unsere Widerstandsmechanismen – siehe **Stockholmsyndrom.** Wir arrangieren uns und vergessen die notwendigen Gegenmaßnahmen. So erkennen wir nach einiger Zeit **krankmachenden Stress** nicht mehr als solchen. Wir beruhigen uns damit, dass dies einfach zum Business gehört. Natürlich ist das Unsinn, und zwar einer der gefährlichen Art. Damit Sie nicht krank werden, müssen Sie sich der besonderen Belastungen Ihres Berufs bewusst sein. Wie sonst sollten Sie Gegenmaßnahmen zur **Psychohygiene** implementieren und umsetzen? Verschlimmernd kommt hinzu, dass mit Hochglanzfoldern und tollen Internetauftritten bei den Patienten unrealistische Erwartungen geweckt werden. Das Krankenhaus wird gedanklich zum Fünf-Sterne-Hotel mit dem Ergebnis, dass Sie sich mit enttäuschten Patienten und mit Zeitdruck herumschlagen müssen. Aber verzweifeln Sie nicht. Die nachfolgenden Richtlinien können Ihnen helfen, Ihr Zeitmanagement auf Vordermann zu bringen und gleichzeitig gesund zu bleiben:

- **Realistisch bleiben**
  Zwingt Sie das System, Ihre Kunst am Patienten in mageren 45 Minuten durchzuziehen, dann versuchen Sie nicht, mehr daraus zu machen. Wer lediglich eine 45-minütige Einheit, vielleicht sogar nur einmal pro Woche, bezahlt, der kann für sein Geld keine Wunder erwarten. Sind Sie in einem medizinischen „Fließbandbetrieb" tätig, dann liefern Sie zwangsläufig auch nur Fließbandergebnisse ab. Lassen Sie sich nicht einreden, dass dies auf Ihre mangelnde Kompetenz zurückzuführen ist. Wenn Sie z. B. einem Patienten, der noch keinerlei medizinische Vorbildung hat, in einem 15-minütigen Gespräch erklären sollen, was eine Autoimmunerkrankung ist und mit welchen Symptomen zu rechnen ist … – vergessen Sie es! Solch unrealistische Arbeitsaufträge gehören in Fernseh-Spielshows und nicht in die professionelle medizinische Arbeit. Leisten Sie lieber das, was zeitlich machbar ist, und setzen Sie auf Qualität statt auf Quantität. Nutzen Sie Follow-up-Sitzungen, d. h. nutzen Sie z. B. mehrere Termine, um Therapieziele zu vereinbaren, wenn Sie merken, dass Sie zeitlich mit einer Einheit nicht auskommen.
- **Pausen einplanen**
  Überlegen Sie sich, wo Sie neben Ihren regulären Pausen noch versteckte Erholungsphasen einbauen können. Haben Sie z. B. Patienten, die eigentlich Ihre Therapie sabotieren und ohnehin nicht mitmachen? Fein, nutzen Sie diese Einheiten, um selbst etwas Kraft zu tanken. Lassen Sie es dabei eher langsam angehen und nutzen Sie Ihre Energie und Konzentration lieber für motivierte Patienten, die kooperieren. Vergessen Sie ruhig einmal absichtlich das eine oder andere Trainingstool im benachbarten Therapieraum. Und lassen Sie die Finger von Mittagspausengesellschaften, bei denen es wieder nur um die Arbeit geht.

- **Eile mit Weile**
  Eine alte Weisheit sagt: „Bist du in Eile, dann setz dich hin." Dies klingt ebenso faszinierend wie paradox. Dennoch sollten Sie diesen Spruch beherzigen. Gerade unter Zeitdruck ist es wichtig, Reflexionspausen einzuplanen, in denen Sie kurz reflektieren, wie der nächste Schritt aussieht und wie Sie die nächste Aufgabe am besten bewältigen können. Alles andere endet zwangsläufig im Chaos.
- **Kalender korrekt führen**
  Terminkalender sollten genau, ordentlich und realistisch geführt werden. Vollgekritzelte Seiten, die nur mit Mühe zu entziffern sind, verwirren mehr als sie Ordnung und Struktur schaffen. Notieren Sie Pausen, haken Sie erledigte Termine oder abgearbeitete Aufgaben ab und markieren Sie die wichtigsten Termine und Aufgaben. So können Sie im Krisenfall schnell entscheiden, was gecancelt werden kann und was Sie unbedingt erledigen müssen.
- **Delegieren**
  Teilen Sie Aufgaben mit anderen, wo immer dies möglich ist, auch wenn Sie glauben, dass Sie alles besser können als die anderen. Die meisten großen Einrichtungen haben Praktikanten oder neue Mitarbeiter in der Einarbeitungsphase, die begierig darauf warten, Ihnen die Arbeit aus den Händen zu reißen. Nutzen Sie diese Angebote und Möglichkeiten. Informieren Sie ferner Ihre Vorgesetzten darüber, wenn Sie zu viel Arbeit haben. Bitten Sie um Hilfe und geben Sie Verantwortung nach oben hin ab.

Beachten Sie diese kleinen Grundregeln, dann werden Sie schon bald weniger Stress empfinden und sich an Ihrem Arbeitsplatz wohler fühlen. Zudem gilt auch für den Gesundheitssektor folgende nüchterne Regel: Jeder Mensch ist in der Arbeitswelt ersetzbar. Unser gesamtes System beruht auf der Austauschbarkeit menschlicher Arbeiter. Nehmen wir uns also selbst nicht zu wichtig. Die Welt geht nicht gleich unter, wenn Sie einmal nur 60 % statt der üblichen 100 % geben. Schauen wir nun, wie man in der Praxis gut auf die eigenen zeitlichen Ressourcen achten kann.

Kommunikationsbeispiel 1 für Zeitdruck und Kommunikation

Angehöriger	Ich wollte nochmal nachfragen, wie die Therapie meiner Tochter so läuft und was als nächstes geplant ist.
Therapeut	(ist gerade am Gehen) Auf jeden Fall wollte ich Ihnen auch schon ein Gespräch vorschlagen. Jetzt haben wir leider nur noch drei Minuten Zeit, dann muss

	ich zur nächsten Behandlung, aber morgen hätte ich nach der Therapie Ihrer Tochter eine halbe Stunde Zeit. Setzen wir uns doch dann zusammen.
Angehöriger	Morgen kann ich nicht, muss ja nicht so lange sein. Ich wollte eigentlich nur wissen, ob sie irgendwelche Fortschritte gemacht hat und wie es weitergeht.
Therapeut	(zieht den Mantel über und will gehen) Fortschritte gibt es, ja, aber es gibt auch gewisse Rückschritte. Und genau darüber wollte ich mit Ihnen reden, allerdings nicht zwischen Tür und Angel. Wenn Sie morgen nicht können, dann vielleicht nächste Woche?
Angehöriger	(wirkt unzufrieden) Heute geht es nicht mehr?
Therapeut	Nein, leider nicht. Ich möchte aber eine so spezielle Patientin wie Ihre Tochter nicht schnell auf dem Gang abhandeln.
Angehöriger	Gut, wann geht's dann nächste Woche?
Therapeut	(holt den Kalender hervor) Montag um 11:00 Uhr oder Dienstag um 10:30 Uhr.
Angehöriger	Dann direkt Montag, vielleicht bin ich schon etwas eher da.
Therapeut	Da habe ich leider noch keine Zeit, erst ab 11:00 Uhr.
Angehöriger	Gut, dann halt um 11:00 Uhr.
Therapeut	(reicht die Hand zum Abschied) Dann bis nächste Woche.

Wie Sie sehen, ist es nicht immer ganz leicht, auf die eigenen zeitlichen Ressourcen zu achten. Aber mit etwas Übung wird es immer leichter und mit der Zeit werden Sie eine gewisse Routine darin entwickeln, gut auf Ihre zeitlichen Ressourcen zu achten. Auch vom nächsten Beispiel lässt sich bzgl. eines guten Zeitmanagements einiges lernen.

Kommunikationsbeispiel 2 für Zeitdruck und Kommunikation

Ärztliche Leitung	(auf dem Gang) Gut dass ich Sie treffe, kommen Sie schnell mit in mein Büro, es geht um die Weihnachtstombola.
Therapeut	(auf dem Weg zur Behandlung) Guten Morgen, ja, die Tombola! Ich bin gerade auf dem Weg zur Behandlung.
Ärztliche Leitung	Es wird nicht lange dauern. Wir müssen nur schnell die Geschenke verpacken.
Therapeut	(schaut auf die Uhr) Meine Behandlung beginnt in zwei Minuten. Entweder wir machen nachher einen Termin aus oder es muss mich jemand vertreten.

Ärztliche Leitung	(wirkt unbeeindruckt) Dann beeilen wir uns. Kommen Sie!
Therapeut	(bleibt standhaft) Es tut mir leid, ich habe noch zwei Behandlungen und dann kann ich mich frei machen und die Geschenke einpacken. Wenn ich Herrn P. nämlich jetzt nach hinten verschiebe, kommt unser ganzer Therapieplan durcheinander. Natürlich helfe ich gern. Sie müssen entscheiden, was vorgeht. Also, die Behandlung oder die Tombola?
Ärztliche Leitung	(zögert kurz) Gut, dann werde ich Herrn W. fragen.
Therapeut	Also gehe ich jetzt behandeln?
Ärztliche Leitung	Ja, natürlich. Das geht vor, bis später!

Sie sehen, es nicht immer einfach, die knappen Ressourcen zu verteidigen, aber es lohnt sich. Sie schonen Ihre Nerven und somit auch Ihre Gesundheit.

Zur Reflexion

Zum Schluss dieses letzten Kapitels wieder einige Reflexionsfragen, die Ihnen Anregungen für einen guten Umgang mit den eigenen zeitlichen Ressourcen geben sollen.

- Wie können Sie Ihre Patientenkontakte reduzieren, damit Sie, wenn alles gut läuft, am Ende der Therapie noch mindestens drei Minuten für die Verabschiedung übrig haben? Was können Sie aus Ihrer täglichen Therapieroutine streichen, ohne dass Ihre Arbeit an Qualität verliert?
- Welche Tätigkeiten in Ihrem beruflichen Alltag empfinden Sie als besonders sinnlos und zeitraubend? Was würde im schlimmsten Fall passieren, wenn Sie diese Aufgaben etwas vernachlässigen würden?
- Wie viele Pausen machen Sie am Tag? Wie lange können Sie sich maximal konzentrieren?
- Versuchen Sie, in den nächsten Tagen an der Arbeit bewusst langsam zu gehen. Was verändert sich an Ihrer Wahrnehmung? Wie verändert sich Ihr Gefühl während der Arbeit? Mit welchem Gefühl gehen Sie in den Feierabend?
- Was tun Sie zur eigenen Psychohygiene? Wie reagiert Ihr Körper auf zeitlichen Druck? Wie verändert Zeitdruck die Qualität Ihrer Arbeitsleistung?

- Welche Ihrer Tätigkeiten im Beruf müssten Sie nicht unbedingt ausführen? Welche Aufgaben könnten Sie delegieren, ohne dadurch negative Konsequenzen fürchten zu müssen?

Glossar

Im Glossar finden Sie Erklärungen für Begriffe, die in den vorherigen Kapiteln als bekannt vorausgesetzt wurden, vielleicht aber noch der einen oder anderen Erklärung bedürfen.

Aggression Das Wort „Aggression“ stammt aus dem Lateinischen und bezeichnete ursprünglich einen Angriff, ein Heranschreiten oder einfach ein sich nähern. Im modernen Sinne versteht man unter dem Begriff ein biologisch determiniertes Verhaltensmuster, das beim Menschen und höher entwickelten Raubtieren besonders ausgeprägt ist. Grundsätzlich dient aggressives Verhalten der Selbstverteidigung und der Ressourcenbeschaffung und ist somit überlebenswichtig. Damit **Aggression als Verhaltensmuster** angestoßen wird, bedarf es eines **Auslösers** oder **Triggers**. Dies kann ein situativer, akustischer oder optischer Reiz sein. Auch bestimmte belastende Emotionen wie Angst, Frustration oder Schmerz können aggressives Verhalten auslösen. Als fixer Bestandteil des menschlichen Verhaltensrepertoires lässt sich Aggression nicht auslöschen, sondern lediglich kontrollieren.

Beziehungsarbeit Unter Beziehungsarbeit versteht man den Prozess zum Aufbau einer zwischenmenschlichen Beziehung, indem sich eine oder mehrere Personen bewusst bemühen, durch gezieltes Verhalten und gezielte Äußerungen die Entstehung der Beziehung zu verstärken und den Aufbau zu forcieren. Ziel dieses Prozesses ist die Schaffung einer tragfähigen, von Vertrauen geprägten Beziehung, in der ein offener Gedankenaustausch, ein inhaltlicher Abgleich und Austausch möglich sind. Man unterscheidet verschiedene **Arten der Beziehungsarbeit**: Die **private Beziehungsarbeit** zielt meist auf den Aufbau einer Liebesbeziehung oder Freundschaft ab. Dadurch sollen verschiedene emotionale, soziale oder physische Bedürfnisse gestillt werden. Die **professionelle Beziehungsarbeit** zielt auf eine tragfähige Arbeitsbeziehung ab, um Arbeitsprozesse zu optimieren, Gewinne zu generieren oder Marktvorteile zu erhalten. In der praktischen Umsetzung gibt es in beiden Bereichen große Überschneidungen.

Emotionen Der Begriff „Emotion“ – aus dem Lateinischen *emovere* für herausbewegen, emporgraben – bezeichnet eine affektive Gemütsregung, also ein meist wahrnehmbares, neurophysiologisches und psychisches Geschehen in einem Individuum, wobei sich die Gemütsregung auf das Handeln, das Fühlen und das Denken auswirkt.

Je nach Theorie werden unterschiedlich viele Grundemotionen genannt. Die meisten Ansätze nennen folgende **menschliche Grundemotionen: Wut, Freude, Liebe, Hass, Vertrauen, Ekel, Aversion, Trauer, Mitleid, Interesse** und **Überraschung**.

Heute wird der Begriff „Emotion“ häufig als Synonym für das Wort „Gefühl“ verwendet.

Gender Der aus dem Englischen stammende Begriff „Gender“ bezeichnet im Gegensatz zum biologischen Geschlecht einer Person deren sozial konstruierte und damit auch psychologisch relevante und zugeordnete **Geschlechterrolle**. Diese Geschlechterrollen sind dem Zeitgeist und der Mode stark unterworfen. Galt es bei den alten Kelten noch als männlich, viel Schmuck zu tragen und sich die Haare aufwendig zu flechten, so empfand man dies in den 80-er Jahren des 20. Jahrhunderts in vielen westlichen Nationen als unmännlich oder als Hinweis auf Homosexualität. Selbst die Einteilung in zwei grundsätzliche Geschlechterrollen findet sich nicht in allen Kulturkreisen der Erde. So gibt es etwa im mexikanischen Juchitán – aber auch an vielen anderen Orten der Welt – neben einer männlichen und einer weiblichen Geschlechterrolle noch eine dritte.

Integrität Das Wort „Integrität“ stammt von dem lateinischen Wort *integritas* für „Unversehrtheit“ oder „Vollständigkeit“. In der Ethik verstehen wir unter einer **integren Persönlichkeit** einen Menschen, der seine Werte und Überzeugungen auf der Handlungsebene umsetzten kann und auch umsetzt. In der Wirtschaft wird unter Integrität häufig Unbestechlichkeit, Standhaftigkeit und Unternehmenstreue verstanden.

Intervention Auch dieses Wort kommt aus dem Lateinischen, nämlich von „*intervenire*“ für dazwischen treten oder einschreiten. In der Kommunikation bezeichnet man jede bewusst gesetzte und zielgerichtete Handlung innerhalb einer Gesprächssituation als Intervention. Somit kann auch Schweigen oder ein Abwarten als Intervention gewertet werden, solange dies bewusst eingesetzt wird und eine bestimmte Wirkung beabsichtigt ist.

Kommunikation Das Wort „Kommunikation“ stammt – wenig überraschend – auch aus dem Lateinischen. „*Communicatio*“ heißt **Mitteilung** und bezeichnet schlichtweg den Austausch von Inhalten. Diese Inhalte können Gefühle, Wissen oder andere Informationen sein. Ferner ist diese allgemeine Definition nicht auf die menschliche Kommunikation reduziert. Da wir wissen, dass selbst Insekten wie die Bienen beispielsweise über bestimmte Flugarten wie den sogenannten „Schwänzeltanz“ kommunizieren, lässt sich ebenfalls sagen, dass die Kommunikation keiner Sprachfähigkeit bedarf. Allerdings bedarf die Übermittlung der besagten Inhalte immer eines Mediums, des sogenannten **„Informationskanals“**. Dieser Informationskanal kann aus Schwingungen, Sprache, Radiowellen oder auch aus noch nicht erforschten Kanälen bestehen.

Konstruktivismus Konstruktivismus ist der Oberbegriff für verschiedene und auch meist sehr unterschiedliche Denkschulen, Ansätze und Modelle, die eine grundsätzliche Gemeinsamkeit aufweisen: Die Mehrheit der **konstruktivistischen Theorien** geht davon aus, dass die Dinge in der menschlichen Umwelt erst durch den menschlichen Erkenntnisprozess entstehen oder eben **konstruiert** werden. Das heißt, dass beispielsweise ein Tisch erst dann zu einem realen Tisch wird, wenn eine Person ihn als solchen erkennen und benennen kann. Radikalere Strömungen des Konstruktivismus gehen soweit und sagen, dass die menschliche Umwelt erst durch den Prozess des Erkennens erschaffen wird, während moderatere Schulen davon ausgehen, dass es eine vom Erkenntnisprozess unabhängige Realität „da draußen" gibt, diese aber erst für den Menschen relevant und „real" wird, wenn er sie erkennen und begreifen kann.

Mediation Wie die Übersetzung „Vermittlung" des aus dem Lateinischen stammenden Begriffs bereits vermuten lässt, handelt es sich bei der Mediation im modernen Sinne um einen **Prozess zur Regelung von Konflikten**. Dieser muss von den **Konfliktparteien** freiwillig vollzogen werden und durch vorab aufgestellte Regeln strukturiert sein. Dies hat den Vorteil, dass die jeweiligen Konfliktparteien nach diesen Regeln eine eigene Lösung finden können, ohne dass sie dabei einen Schiedsrichter benötigen. Die Mediatoren überwachen lediglich die Einhaltung der Strukturen, die Regelung des Konflikts erledigen die Parteien selbst. Die so gefundenen Lösungen erweisen sich für die beteiligten Personen in der Praxis meist als tragfähiger und lebbarer als ein Schiedsspruch durch unbeteiligte Dritte.

Migrationshintergrund Unter Menschen mit Migrationshintergrund versteht man landläufig „Ausländer", was jedoch nicht korrekt ist. Bei einem **Migrationshintergrund** handelt es sich um ein soziales Merkmal von Personen, die im Ausland oder im Inland als Kind mit ausländischer Staatsbürgerschaft geboren wurden oder deren Eltern oder Großeltern aus einem anderen Land eingewandert sind. Man spricht in der Regel von einem unmittelbaren oder zumindest zeitlich sehr nahen Migrationsereignis innerhalb der Familie der betreffenden Person. Geht man in der Familiengeschichte weit genug zurück, so kann man bei fast jedem Menschen ein Migrationsereignis finden, zumal die meisten heutigen Staatsgrenzen eher moderne Phänomene und die urzeitlichen Wanderbewegungen der Menschheit archäologisch gut nachvollziehbar sind.

Ressource Unter dem Begriff der „Ressource" – ursprünglich aus dem Lateinischen *resurgere* „hervorquellen", „hervorsprudeln" – wird in der Regel ein notwendiges Mittel verstanden, welches eine bestimmte Hand-

lung, einen bestimmten Vorgang oder Prozess ermöglicht. In der Wirtschaft sind Ressourcen beispielsweise **Betriebsmittel, Rohstoffe, Arbeitskräfte** oder einfach nur **Geld**.
In der Beratung und in der Kommunikationstheorie versteht man unter dem Begriff meist bestimmte **Fähigkeiten, Talente, Eigenschaften** oder andere **Stärken**, die eine Person mitbringt. Viele Beratungsansätze zielen darauf ab, genau diese Stärken im Gespräch zu identifizieren und dann zur Bewältigung eines bestimmten Problems zu nutzen.

Sexualisierung Unter dem Begriff der „Sexualisierung" wird die **Fokussierung auf sexuelle Inhalte** oder die **Hervorhebung sexueller Aspekte** innerhalb bestimmter Inhalte oder Situationen verstanden. Ferner bezeichnet das Wort die Betrachtung einer Person oder einer Situation aus einer rein sexuellen Perspektive, was häufig zu einer Herabstufung der betreffenden Person oder Situation im Sinne einer Reduzierung auf die Sexualität führt.

Setting Unter dem Begriff „Setting" versteht man das **Zusammenspiel aller Elemente,** die ein bestimmtes Geschehen einrahmen und somit dessen Umgebung mit all seinen Merkmalen bilden. In der Kommunikationstheorie beschreibt „Setting" alle Strukturen, in die ein bestimmtes Gespräch oder eine Interaktion eingebettet ist. Dabei denkt man häufig zunächst an die räumliche Umgebung, die allerdings bei genauer Betrachtung ebenfalls sehr vielschichtig ist: Ein Telefon, das während der gesamten Konversation nicht läutet, kann dennoch eine potenzielle Störquelle darstellen, weil es beispielsweise einen der Gesprächspartner nervös macht. Der Begriff des Settings geht also über die rein materielle Ebene hinaus.

Systemisch Unter dem Begriff „systemisch" versteht man alle **Strukturen, Inhalte** und **Ansätze,** die in einem **systemtheoretischen Zusammenhang** stehen oder in diesem begründet sind. Die **Systemtheorie** im eigentlichen Sinne gibt es nicht, allerdings werden unter diesem Oberbegriff alle Modelle und Theorien subsummiert, die eine Grundidee teilen: Die Welt um uns herum besteht nicht nur einfach aus isolierten Dingen, sondern aus Systemen! Das bedeutet, dass alles und jedes als Teil eines größeren Ganzen verstanden wird. Alles steht „in Verbindung".
Die modernen Systemtheorien entwickelten sich seit der ersten Hälfte des 20. Jahrhunderts in den verschiedenen naturwissenschaftlichen Disziplinen. Ab den 1950-er Jahren entstand eine Art eigene Denkschule, der sich immer mehr Menschen aus Forschung und Lehre anschlossen. Man wollte erfahren, wie Systeme funktionieren und wie man sie manipulieren kann. Bis heute entstehen immer neue Theorien und Modelle, die sich mit der Entstehung, der Wirkungsweise, der Beobachtung oder der Manipulation von Systemen beschäftigen. Ein zentraler Begriff vieler

dieser Ansätze ist die **Kybernetik** – ein Kunstwort, das die Steuerung und die Regelung von Systemen bezeichnet. Dabei steht häufig die Selbststeuerung von Systemen im Fokus des Interesses.
Systemische Ansätze finden sich mittlerweile in allen Forschungs- und Wirtschaftsbereichen unserer modernen westlichen Welt. Systemische Beratung, systemische Medizin und systemische Verkaufsschulungen – die unglaubliche Popularität dieser Ansätze zeigt sich vor allem in der Diversität der verschiedenen Einsatzmöglichkeiten von systemischen Theorien und Techniken.